T0287511

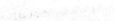

DESCUBRE LOS PUNTOS DEL PLACER

Grupo ROBIN BOOK

Barcelona - México
Buenos Aires

Veturián

DESCUBRE LOS PUNTOS DEL PLACER

alternativas

ROBIN BOOK

Si usted desea que le mantengamos informado de nuestras publicaciones, sólo tiene que remitirnos su nombre y dirección, indicando qué temas le interesan, y gustosamente complaceremos su petición.

Ediciones Robinbook
información bibliográfica
Industria, 11 (Pol. Ind. Buvisa)
08329 Teià (Barcelona)
e-mail: info@robinbook.com
www.robinbook.com

© Veturián Arana.
© Ediciones Robinbook, s. l., Barcelona
Diseño cubierta: Regina Richling
Fotografía de cubierta: iStockphoto © Stills
Fotografía de interior: Veturián.
Diseño interior: Cifra, s. l.
ISBN: 978-84-9917-076-3
Depósito legal: B-40.516-2010
Impreso por S.A . de Litografía, Ramón Casas, 2, esq.Torrent Vallmajor, 08911 Badalona

Quedan rigurosamente prohibidas, sin la autorización escrita de los titulares del *copyright* bajo las sanciones establecidas en las leyes, la reproducción total o parcial de esta obra por cualquier medio o procedimiento, comprendidos la reprografía y el tratamiento informático, y la distribución de ejemplares de la misma mediante alquiler o préstamo públicos.

Impreso en España - *Printed in Spain*

Treinta radios convergen en el centro de una rueda,
y es ese espacio vacío lo que permite al carro cumplir su función.
Modelando el barro se hacen los recipientes,
y es su espacio vacío lo que los hace útiles.
Puertas y ventanas se abren en las paredes de una casa,
y es el espacio vacío lo que permite que la casa pueda ser habitada.
Lo que existe sirve para ser poseído.
Lo que no existe sirve para cumplir una función.

LAO TSE

Agradecimientos

A tres mujeres cuya fe en mí parece ser, por alguna extraña razón, inquebrantable y que nombro en estricto orden de aparición en mi vida: Elvira, Teresa y Cala.

También me gustaría nombrar a tres mujeres que me iniciaron en el mundo de la energía y que también nombro por orden de aparición: Teresa (taichi), Virginia (reiki) y Carlota (medicina tradicional china).

Y, muy especialmente, este libro está dedicado a Oraina.

También quiero agradecer a Vicenç Fuster, acupuntor y naturópata, y al doctor Tito Cobeñas por la revisión técnica de este libro.

Introducción

Durante miles de años el ser humano vivió en bosques, montañas, junglas y desiertos. Se refugió en árboles y cuevas, y cazó en las praderas sin saber, ni remotamente, que su cuerpo estaba surcado, de arriba abajo, por autopistas de arterias, venas, venillas y capilares. Ni siquiera cuando sangraba tras un accidente o una batalla tenía conciencia de esa red de suministro. Como es obvio, tampoco sabía que junto a esas venas y capilares corrían finísimos nervios conectando todas las partes del cuerpo. Sin embargo, aunque no lo sabían, esos sistemas existían y el hombre pasaba frío, calor, se rascaba y le dolían los golpes y las enfermedades.

De la misma forma, hoy en día aún hay quienes desconfían del complicado entresijo de meridianos energéticos.

No los vemos, como tampoco nuestros antepasados veían las venas o los nervios, y sin embargo existen, del mismo modo que siempre existieron los otros sistemas.

De hecho, hasta que no se inventó el microscopio, no podían verse las células debido a su tamaño. ¿Porque no las veíamos podíamos afirmar que no existían? ¿Acaso los distintos tipos de células corporales no estaban allí? ¿O tal vez comenzaron a existir desde el momento en que un científico las vio?

Así pues, los veamos o no, el cuerpo humano consta, por lo menos, de tres sistemas internos de intercambio de información, nutrición y energía: el sistema circulatorio (que comprende tanto el sanguíneo como el linfático), el sistema nervioso y el sistema de meridianos o canales energéticos.

¿Y quién es capaz de afirmar que no existen más sistemas?

Partiendo de este punto, es fácil entender la implicación de este libro. Si para ayudar a la pareja a tener una vida sexual más feliz e intensa te recomendásemos mantener tu sistema circulatorio en óptimas condiciones (al fin y al cabo la sangre produce la erección del pene y del clítoris, así como la posibilidad del embarazo, entre otros fenómenos) y también que cuides del sistema nervioso (sin cuya actividad no habría orgasmo), también te sugerimos que pongas atención al sistema que lleva y trae toda la energía que hace posible que esos otros sistemas funcionen: el sistema de los meridianos energéticos.

Claro que esto no es nada nuevo: en Oriente lo vienen practicando desde hace miles y miles de años. Somos nosotros, en Occidente, los que nos hemos perdido parte de la diversión debido a nuestra mente dualista. Nos han enseñado que aquello que no vemos… no existe. Pero aunque nadie ve el aire, ahí está, hinchando las velas de los barcos, arrancando árboles de raíz o meciendo el cabello de un niño a la orilla del mar. ¿Y la radio? ¿Es que acaso alguien ve las ondas de radio, las del teléfono móvil o las de la televisión? Lo que captamos es el resultado final: música en el altavoz, imágenes en el televisor, la voz de un amigo en el teléfono móvil.

Lo mismo sucede con los meridianos energéticos; no vemos cómo se mueve la energía a través de ellos —¡aunque sí vemos los resultados!

Es difícil para el lector a las medicinas naturales adentrarse en este mundo donde abundan conceptos muy novedosos, sobre todo para nosotros, los occidentales. Por eso intentaremos en este libro hacer de «traductores» entre ese mundo tan amplio en símbolos y el nuestro tan, digamos, «práctico».

En las siguientes páginas describiremos cómo localizar y utilizar los principales puntos de acupuntura que, a través de la digitopuntura —es decir, a través de la técnica de presionar con los dedos sobre esos puntos— te ayudarán a mejorar tu vida de pareja.

Para facilitar la búsqueda y encuentro de esos puntos hemos ilustrado el libro con fotografías y dibujos. Cada punto lleva su número así como su nombre original en chino.

Las cosas que valen la pena nunca son fáciles y menos cuando se intentan por primera vez, como ir en bicicleta, por ejemplo. En consecuencia, recomendamos amor, paciencia, interés, curiosidad y tiempo. Los resultados valen la pena y nunca se olvidan.

PARTE 1

Nociones generales

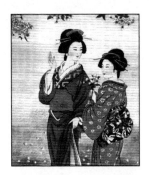

¿Qué es la medicina tradicional china?

Este libro está basado principalmente en los conocimientos médicos que ofrece la medicina tradicional china (MTC).

La MTC es, sin duda, una medicina muy antigua. Hay registros que la sitúan hace seis mil años como una medicina «científica», en el sentido en que la información obtenida se trasmitía de médico a médico por medios escritos y que las terapias que se recomendaban eran sistemas probados, es decir, teorías contrastadas que daban resultado.

Seis mil años se dice pronto, pero son muchos siglos, muchos años de información que se suman, capa por capa, hasta llegar a niveles de perfección difíciles de igualar. Hoy, junto con la medicina occidental, la MTC goza de amparo gubernamental y gracias a una red de hospitales estatales, cuida de la salud de más de mil millones de personas.

En este punto te preguntarás cuáles son las diferencias fundamentales entre la medicina occidental (MO) y la medicina tradicional china (MTC).

De forma esquemática diremos que la MTC es mucho más antigua y que así como la MO dividió el cuerpo humano en once sistemas (cardiovascular, gastrointestinal, musculoesquelético, neurohumoral, inmunitario linfático, genital, urinario, respiratorio, sensorial, metabólico y endocrino), se olvidó del más importante, aquel que une y da vida a todos esos once sistemas: el energético. Es decir, se olvidó del qi.

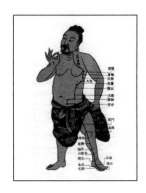

¿Qué es el qi?

El qi, o «energía», como decimos en Occidente, es la fuerza vital de donde nacen todas las cosas. Es la vida en sí misma y al mismo tiempo la salud y la enfermedad, pues ambos proceden del qi. Es la única «energía» que no se mide, pues no es un rayo de luz ni un sonido, y sin embargo es la que más claramente se manifiesta. ¿Quieres verla? Contempla sus manifestaciones. Mírate en el espejo. Eso que ves es qi. La luz que entra por la ventana es qi. Ese dolor que tienes en el estómago es qi. El tumor que se llevó de este mundo a tu abuelito era qi y la chispa que hizo posible la concepción del bebé de tu sobrina... también es qi. Tus pensamientos son qi, el campo energético que te rodea es qi.

Todo es qi. Lo único que cambia es el grado de condensación de esa energía. Así pues, una mesa es energía muy condensada y tu pensamiento, por el contrario, un tipo de energía mucho más difusa, más sutil.

Para la pareja el qi es vital. Lo que sentimos por nuestro compañero o compañera es qi, y también necesitamos qi para hacer el amor y al hacerlo estamos intercambiando qi constantemente

Ese qi que la MO no tomó en cuenta porque no se podía ver con el microscopio tiene muchos nombres: en la India se llama *prana*; en Grecia, *pneuma*; en la Polinesia, *mana*; *baraka* en los países islámicos, *orenda,* entre los indios de Norteamérica, *ruach,* entre los hebreos… Es decir, la conocen de un punto al otro del globo desde tiempos remotos ¡excepto en la mayoría de los «modernos» consultorios médicos de Occidente!

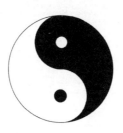

Yin y yang

La piedra angular de la MTC es el yin y el yang, que representan todo lo que contiene el universo.

La filosofía del yin y el yang describe elementos que se complementan. Es decir, el universo y todo lo que en él existe está formado por esta dualidad. Yin y yang son esencialmente una alteración de dos etapas opuestas en el tiempo.

De este modo, vemos que el calor, el movimiento y la luz, son la parte yang del frío, de la quietud, de la oscuridad… Cuando empieza a amanecer, se comienza a mostrar el yang poco a poco hasta que llega a su máxima expresión al mediodía. Entonces, el yang deja paso al yin, que poco a poco va llegando hasta lograr su máximo clímax a medianoche. Después el ciclo vuelve a empezar.

Todo fenómeno es el resultado de la interacción de dos etapas opuestas y contiene ambos aspectos en diferentes grados de manifestación.

Es importante recordar, por lo que respecta a la pareja y su vida amorosa, que yin (mujer) y yang (hombre), aun siendo dos aspectos opuestos, forman una unidad y son totalmente complementarios.

Yin *y* yang *no son dos elementos distintos: son las dos caras de un mismo elemento*.

En el caso del hombre y de la mujer, además de complementarse como pareja, cada uno de ellos posee aspectos yin y yang en su alma, en su cuerpo y en su pensamiento.

El yang contiene el germen del yin, por eso un hombre puede tener una hija. De la misma manera, el yin contiene el germen del yang, de ahí que la mujer pueda engendrar un hijo varón.

YANG	YIN
• actividad	• descanso
• arriba	• abajo
• calor	• frío
• cielo	• tierra
• circular	• plano
• claridad	• sombra
• dorso	• vientre
• energía	• materia
• este	• oeste
• expansión	• contracción
• fuego	• agua
• genera	• crece
• inmaterial	• material
• izquierda	• derecha
• luz	• oscuridad
• no sustancial	• sustancial
• produce energía	• produce forma
• se eleva	• desciende
• sol	• luna
• sur	• norte
• tiempo	• espacio

Recordemos que nada es totalmente yin o totalmente yang, aunque el yin se transforma en yang y el yang en yin continuamente.

Para terminar esta introducción al fascinante mundo del yin y el yang mencionaremos, aunque sea de pasada, los cuatro aspectos de esta relación que confieren estructura a la vida.

En primer lugar, hay que tener en cuenta que entre el yin y el yang existe una constante oposición que genera la fuerza motriz de todos los cambios que ocurren en el universo.

El segundo aspecto es la interdependencia que implica que uno no puede existir sin el otro, exactamente como en una relación de pareja. ¿Cómo podría haber una «pareja» si sólo hubiese uno? Las dos fuerzas se necesitan mutuamente para existir.

Luego, en tercer lugar, debe tenerse en cuenta que el yin y yang se consumen mutuamente. De este modo, si algo aumenta en yang (por ejemplo, salimos de la primavera camino del verano) es porque necesariamente está disminuyendo el yin (adiós al frío del invierno). En cuestiones de alcoba, veríamos que si aumenta el momento yang del acto amoroso, el momento yin queda aparte.

Y por último, tenemos la transformación entre yin y yang que, al no ser estáticos, están en continua transformación, evolucionan sin cesar y convierten el día en noche, el invierno en verano, etc.

Por ejemplo, si la actividad erótica crece hasta llegar al momento máximo yang (el orgasmo), pasaremos inmediatamente al comienzo del yin, y sólo llegando al máximo momento yin podremos reemprender el camino hacia el máximo yang.

Las cosas no son sólo yin o yang de manera absoluta, sino que siempre actúan con relación a algo más. Pondremos un ejemplo más fácil de entender: en una pareja, el hombre es yang y la mujer, yin. Sin embargo, esa misma mujer, en comparación con otra, puede ser yang si ésta posee menos yin que la otra.

Otro ejemplo: dos chicos homosexuales que vivan juntos no son yang; uno se convierte en yang y el otro en yin, aunque este último pueda adoptar una naturaleza yang en otra situación.

En cuanto al cuerpo, la relación entre yin y yang funciona de la siguiente forma:

YANG	YIN
• agitación	• calma
• calor	• frío
• detrás	• delante
• duro	• blando
• encima de la cintura	• debajo de la cintura
• excitación	• inhibición
• exterior (piel y músculos)	• interior (órganos)
• fuego	• agua
• función de los órganos	• estructura de los órganos
• hombre	• mujer
• lateral de miembros	• medial de los miembros
• no sustancial	• sustancial
• órganos yang	• órganos yin
• *qi* (energía)	• sangre, líquidos corporales
• *qi* defensivo	• *qi* nutritivo
• rapidez	• lentitud
• seco	• húmedo
• superficie lateral posterior	• superficie interior anterior
• superficie posterior	• superficie anterior
• superior	• inferior
• transformación	• almacenamiento

Delante y detrás

Todos los meridianos yang fluyen por la parte posterior externa. En cambio, los canales yin fluyen por el abdomen y el pecho —es decir, por la parte delantera del cuerpo— y se encargan de nutrirlo.

Si una mujer es bastante yin en la cama y su pareja más bien yang, a la hora de hacer el amor, él podría ponerse detrás de manera que su parte más yin (el abdomen) quede en contacto con la parte más yang de ella (la espalda) y, de este modo, se equilibren las fuerzas energéticas.

Cabeza y cuerpo

Todos los canales yang empiezan o terminan en la cabeza. Por eso los puntos superiores pueden utilizarse para equilibrar esta energía.

Sin embargo, acariciar mucho la cabeza de tu pareja si él o ella ya son bastante yang, no es una buena idea, pues es fácil que se ponga nerviosa. Por el contrario, da buenos resultados con las personas yin. Los besos en el cuello, los mordiscos en los lóbulos de las orejas, etc., son idóneos para aumentar el yang.

Exterior e interior

El exterior del cuerpo incluye la piel y los músculos (yang), que se encargan de protegerlo de agentes patógenos.

El interior (yin) incluye los órganos internos y se encarga de las funciones nutritivas.

Por encima y por debajo de la cintura

El área que queda por encima de la cintura es yang y, por lo tanto, está muy expuesta a agentes patógenos de la misma naturaleza, como por ejemplo el viento.

En cambio, el área que se encuentra por debajo de la cintura es yin, y está más afectada por agentes como la humedad. Tal vez por eso los hombres siempre se protegen los pies del frío. ¡Tienen que conservar el poco yin que tienen!

Superficies posterior-lateral y anterior-medial de los miembros

Como hemos mencionado antes, los canales yang discurren por la superficie posterior-lateral de los miembros del cuerpo —es decir, el exterior de las piernas y la espalda—, dos zonas que atraen a las mujeres (yin), y los canales yin por la zona anterior-medial, que son el interior de los muslos y la parte frontal del cuerpo, y que atraen a los hombres (yang).

Los órganos también se dividen en estas dos polaridades.

Órganos yang y yin

Los órganos yang transforman, digieren y excretan los productos «impuros» de los alimentos y fluidos para producir el qi.

Por el contrario, los órganos yin almacenan las esencias «puras» resultantes del proceso de transformación llevado a cabo por los órganos yang.

De este modo, el yang se corresponde con la función que realizan los órganos, mientras que el yin, con la estructura de los órganos. Así, la función que realiza el pene en el acto amoroso es puramente yang, si bien su estructura pertenece al yin.

Con esto vemos que un pene no va nunca a funcionar bien si solamente nos dedicamos a cuidar su aspecto yang (la excitación) y descuidamos la parte yin (buen riego sanguíneo, buena alimentación, etc.). Y exactamente lo mismo se puede decir de los órganos de la mujer. Una vez más, la clave está en el equilibrio.

Cómo aplicar la polaridad yin-yang a la pareja

¿Cómo es nuestra pareja? Podemos utilizar la distinción entre yin y yang para aprender más sobre nuestro compañero o compañera. Observa su comportamiento, la manera en que se mueve, su voz… Todo eso te dirá si es más yin o más yang o si es una persona que disfruta del equilibrio.

YANG	YIN
• acostumbra tener enfermedades agudas	• acostumbra tener enfermedades crónicas
• duerme extendido	• duerme acurrucado
• estreñimiento	• heces blandas
• evoluciona rápidamente	• evoluciona lentamente
• lengua roja con saburra amarilla	• lengua pálida
• miembros y cuerpo calientes	• miembros y cuerpo fríos
• orina escasa y oscura	• orina abundante y pálida
• prefiere bebidas frías	• prefiere bebidas calientes
• pulso lleno	• pulso vacío
• rechaza las mantas	• le gusta estar tapado
• respiración fuerte	• respiración superficial y débil
• rostro rojo	• rostro pálido
• sed	• ausencia de sed
• síntomas de aparición rápida	• síntomas de aparición gradual
• tiene inquietud	• tiene somnolencia
• voz alta y habla mucho	• voz baja y no le gusta hablar

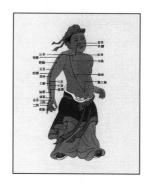

¿Qué son los meridianos?

Los meridianos son una extensa red de canales que surca todo el organismo, por los que circula la energía vital que conecta todas las partes del organismo para lograr un determinado equilibrio al que denominamos «salud».

Los meridianos (también llamados «canales») interconectan todo el cuerpo para lograr un equilibrio dinámico del qi. A través de ellos fluye la energía vital.

Hay doce canales principales, seis que pertenecen a los seis órganos yin (pulmón, corazón, hígado, bazo, riñón y pericardio) y los otros seis para los órganos yang (estómago, vejiga, intestino delgado, intestino grueso, san jiao y vesícula biliar). Estos canales son bilaterales, es decir, circulan a ambos lados del cuerpo.

También hay dos meridianos extras, los meridianos extraordinarios (ren mai y du mai), y otros seis canales anexos que enlazan y cruzan los diferentes canales principales, a los que regulan.

Dentro de éstos, sólo el ren mai y du mai tienen puntos de acupuntura. Los otros cuatro anexos se trabajan a partir de los doce principales. También hay unos canales conocidos como *vasos luo*, que son mucho más finos y secundarios, que conectan los meridianos a diferentes zonas así como a otros meridianos, y que vienen a ser como carreteras secundarias, por decirlo de alguna manera.

Cada meridiano es simétrico a ambos lados del cuerpo y cada órgano tiene un meridiano. Los meridianos yin se corresponden con los órganos yin y circulan por las partes interna y anterior del cuerpo. Los meridianos yang se corresponden con los órganos yang y circulan por las partes lateral y posterior.

Al practicante de la medicina tradicional china, los meridianos le sirven como herramienta de diagnóstico y de tratamiento de los desequilibrios del cuerpo. A través de ellos tonifica los órganos deficientes o dispersa los bloqueos energéticos, que se materializan en distintos «puntos» del organismo.

Aunque toda esta información pueda parecer confusa, es muy sencilla. Basta con pensar en las venas e imaginar que los meridianos son algo parecido. A lo largo de esos conductos, por los que discurre la energía, hay puntos con los que puede abrirse y cerrarse el paso de la energía, detenerla, tonificarla, dispersarla o redirigirla. Esos puntos son los que manipulan los acupuntores.

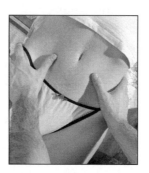

¿Qué son los puntos de acupuntura?

Son aquellas zonas a lo largo de los meridianos en las cuales el qi fluye en mayor cantidad. Hay 361 puntos bilaterales en los meridianos, a los que deben sumarse 24 puntos en el meridiano du mai y otros 28 puntos en el ren mai. Por si fuera poco, hay 600 puntos más, los *puntos curiosos*, que están fuera de los meridianos.

El qi recorre todo el circuito de los canales energéticos del cuerpo en media hora, es por ello que en las sesiones de acupuntura las agujas permanezcan clavadas durante treinta minutos. Nosotros, al utilizar la técnica de digitopuntura, también dedicaremos a los puntos unos treinta minutos, para que el sistema de meridianos conecte los órganos yin y los órganos yang, no solamente entre ellos, sino con todas las partes restantes del cuerpo y a muchos niveles distintos.

Ésta es la cantidad de puntos que tiene cada meridiano:

Cada punto tiene su número y su nombre; por ejemplo, HEGU 4IG es el punto número cuatro del intestino grueso (*hegu* en chino o *fondo del valle* en español). Los números que se le adjudican a los puntos indican la posición que tienen dentro del meridiano según la dirección de la energía.

De esta manera, HEGU 4IG es el cuarto punto del meridiano del intestino grueso y posee una acción centrípeta, ya que la energía circula desde la punta del dedo hacia el interior. Es por ello que la numeración empieza en el dedo, con 1IG, y termina en la aleta de la nariz, con 20IG. En cambio, el meridiano del pulmón es centrífugo, ya que la energía circula desde el interior del cuerpo hacia fuera. El 1P se encuentra debajo de la clavícula, mientras que el 11P está en el dedo pulgar.

El hecho de que un meridiano sea centrífugo o centrípeto no debe preocuparnos demasiado, aunque no está de más saberlo. En acupuntura, por el contrario, la dirección de la energía sí es importante.

MERIDIANO	NÚMERO DE PUNTOS
bazo	21
corazón	9
estómago	45
hígado	14
intestino delgado	19
intestino grueso	20
pericardio	9
pulmón	11
riñón	27
san jiao	23
vejiga	67
vesícula biliar	44

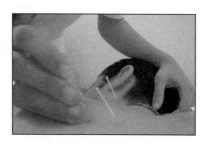

Las funciones de los puntos

Los puntos no sólo permiten regular el qi en el cuerpo, sino que también pueden ayudarnos con el diagnóstico, ya que a través del dolor que se localice en ellos podemos descubrir ciertos desequilibrios que se manifiestan en él. A veces estos trastornos se convierten en pequeñas hinchazones en el área del punto o quizás como un eczema o ligero enrojecimiento.

En la sección donde recomendamos los puntos de acupuntura para tratar algunas disfunciones que afectan a la pareja, se verá cómo distintos puntos están relacionados con desequilibrios muy diferentes. No tiene por qué extrañarnos, ya que no hay ninguna correspondencia estricta entre un punto y un trastorno en especial. No hemos de olvidar que por ellos el qi circula hacia todas las partes del cuerpo.

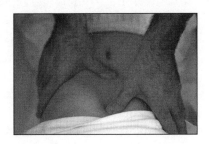

¿Cómo se trabajan los puntos?

Los practicantes de medicina tradicional china utilizan agujas y moxas, unos cilindros confeccionados con fibras de artemisa prensadas que suelen calentarse a unos 300 ºC y se aplican directamente sobre los puntos.

También se recurre a los masajes, los aceites florales, la electropuntura, las ondas de luz, las ondas láser, las luces de colores, los imanes… Sin embargo, en este libro utilizaremos lo más sencillo y natural que existe: los dedos de la mano. No en vano, la digitopuntura es una de las técnicas más antiguas que existen.

Aunque en esta disciplina se recurre a muchas técnicas diferentes, recurriremos a las más sencillas: utilizaremos las yemas de los dedos y las palmas de las manos y sólo practicaremos dos tipos distintos de presiones: la vertical y la estática.

La presión vertical se aplica directamente sobre el punto, ya sea con los dedos o la palma de la mano. Se comienza poco a poco, de manera que la fuerza aumente de manera paulatina. Antes de que sea molesta, comenzaremos a retirar esa presión y repetiremos de nuevo el ciclo.

La presión estática, por su parte, es similar a la anterior, si bien en este caso se aplicará la fuerza de manera uniforme, sin variaciones, entre siete y diez segundos más o menos para, a continuación, retirarla lentamente.

A la hora de colocar el dedo sobre el punto, es bueno esperar unos segundos antes de comenzar la manipulación para permitir que se establezca una conexión energética entre los dos cuerpos.

También es bueno que, al comenzar la presión, el «terapeuta» expulse lentamente el aire a medida que presiona, de manera que el final de la presión coincida con el final de le exhalación. Incluso será mucho mejor que hagamos coincidir nuestra respiración y la presión con la de nuestro paciente. Es muy importante conseguir una buena sincronización.

Además, conviene tener en cuenta que la clave de esta terapia es la tranquilidad, la respiración y el silencio.

Las indicaciones que se darán en las páginas siguientes son sólo orientativas: es mejor que cada cual, a la hora de ponerlas en práctica, sea un poco creativo y se deje llevar por la intuición o el deseo. Si en un momento dado tan sólo te apetece acariciar a tu pareja, no te prives de ello; si, en cambio, prefieres darle ligeros golpecitos con la yema de los dedos, adelante. Recuerda que lo principal es que consigas «comunicarte» con la persona que quieres. Nosotros sólo te mostramos la técnica; la energía y el amor los pones tu.

Un buen comienzo puede consistir, por ejemplo, en posar la mano sobre la piel de tu amante para establecer una conexión energética. Después, poco a poco, se puede mover describiendo círculos amplios y lentos para pasar después a trabajar los puntos con una ligera presión, que puede ir en aumento si tu pareja te dice que nota una sensación de alivio. Pregúntale si prefiere que al llegar al llegar a la presión máxima la reduzcas poco a poco o la mantengas durante algunos segundos. Después puedes pasar a otros puntos para terminar, quizás, con un suave masaje global con aceites perfumados.

Recuerda que los meridianos son paralelos, por lo que, al presionar un punto, hazlo con las dos manos. Por ejemplo, si estás actuando sobre un punto en el muslo, utiliza una mano para cada uno y trabaja los dos al mismo tiempo. El efecto y el placer se multiplican.

Por cierto, los puntos del meridiano ren mai y du mai no tienen paralelo. Ren mai corre por delante del cuerpo, justo en el centro, y du mai, en cambio, lo hace por la espalda.

Si tu pareja tiene exceso de peso, la presión será algo mayor para que se logre un efecto terapéutico sobre el punto de acupuntura. Si por el contrario tu pareja es delgada, debes procurar no hacerle daño, ya que hay menos materia para absorber la presión.

Los puntos no deben ser manipulados si hay quemaduras o cicatrices recientes o si se aprecian varices debajo de ellos. Evita todos los puntos del área abdominal si tu pareja está embarazada o si al presionarlos se experimenta un dolor agudo. Abstente del alcohol, el café y las comidas abundantes antes de someterte a una sesión de digitopuntura.

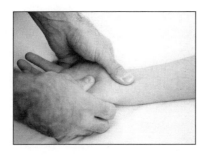

¿Cómo localizar los puntos?

Aunque la superficie que ocupa un punto de acupuntura es muy pequeña, no debemos preocuparnos demasiado, ya que no somos acupuntores. En digipuntura, el área de influencia, al presionar con los dedos o la mano, es más amplia.

Lo curioso de los puntos de los meridianos es que no todos están siempre en el mismo sitio exacto: su localización varía de una persona a otra e incluso, en algunos casos, puede cambiar un poco de un día para otro. Por ello conviene desarrollar una cierta «sensibilidad» para sentir, con la yema de los dedos, ese pequeño hueco, ese minúsculo socavón que indica que hemos encontrado el punto que buscamos.

Tal como explicamos al comienzo del libro, nos guiaremos con fotografías. No obstante, antes de comenzar a presionar, habrá que buscar el punto hasta «sentirlo» bajo nuestros dedos.

A la hora de indicar la localización de los puntos, utilizaremos la medida estándar empleada en medicina tradicional china, el cun (que debe pronunciarse «chuen»).

El cun se mide con los dedos de la siguiente forma:

1. La articulación interfalángica del pulgar mide 1 cun.
2. El índice y el corazón miden cada uno 1,5 cun.
3. Los cuatro dedos juntos cubren una extensión de 3 cun.

Estas medidas corresponden a la persona que va a recibir el tratamiento, no a la persona que lo da. Como es natural, si la pareja es de medidas más o

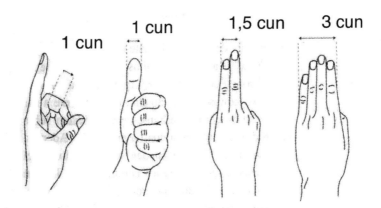

menos similares, no importa. Sin embargo, si, como es habitual, la mano del hombre es mayor que la de su pareja, él deberá tener esto en cuenta cuando utilice su propia mano para localizar un punto en el cuerpo de ella, y viceversa.

Antes de empezar, no estará de más que el hombre compare con sus manos el cun interfalángico de su pareja, pero siempre tomando la medida de la mano derecha de ella. Por el contrario, la mujer deberá medir la mano izquierda del hombre.

No obstante, lo más importante es aprender a apreciar, con el tacto, los puntos bajo la piel de la pareja. No cuesta mucho de aprender. Tan sólo es cuestión de llegar al área donde más o menos está el punto siguiendo las indicaciones del texto y de las fotografías y, entonces, comenzar a sentir ese pequeño hueco, ese punto que se nota como un pequeño agujerito donde hay una cierta concentración de energía.

Con un poco de práctica se percibe esa cavidad y se «siente» el fluir del qi. Además, la pareja, cuando el dedo se posa sobre el punto, «lo nota». Experimenta una sensación muy distinta a la que puede apreciar en la piel que rodea el punto.

Si hay un bloqueo energético, la persona que recibe la digitopuntura puede sentir desde un ligero dolor hasta un dolor agudo, lo cual indica que algo no funciona bien en ese punto y debe trabajarse. Tampoco hay que preocuparse demasiado, pues en las primeras sesiones es habitual que los puntos generen estas pequeñas molestias y que, después del masaje, se muestren completamente indoloros. No obstante, en caso de que el dolor sea grave, lo mejor es acudir a un terapeuta profesional.

Hay veces que sobre el punto se puede notar una diferencia en la calidad de la piel, como si ésta fuese más rugosa. Para apreciarlo mejor, basta con cerrar los ojos y procurar aumentar la sensibilidad de las manos.

Después de repasar los principios básicos de la MTC y haber aprendido algo sobre el yin y el yang, las emociones o los agentes patógenos, veamos cuáles son los problemas más importantes que afectan hoy en día a las parejas y cómo pueden resolverse.

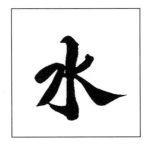

Notas sobre los puntos

Las sensaciones que procuran los puntos de acupuntura varían enormemente de persona a persona, ya que las variables que se introducen en cada acto de digitopuntura son numerosas, debido a que el cuerpo está vivo y por lo tanto evoluciona día a día.

No sólo cambia la sensación de un punto de un día a otro (debido a la energía que se acumula o dispersa en ese sitio), sino que también el punto puede variar su posición en el mismo individuo de un día a otro.

Por si esto fuera poco, la energía que proyecta la persona que está dando el masaje también cambia en relación a lo que está pensando o sintiendo. Esto sin contar que los distintos meridianos están más o menos activos, acarreando más o menos energía en función de la hora del día y del trabajo que estén realizando, como es el ejemplo del meridiano de estómago después de comer.

Por eso hemos evitado en este anexo definir con exactitud lo que la persona que recibe el masaje debe o no sentir, ya que es imposible lograr una aproximación a algo que es tan distinto para un hombre que para una mujer, para una persona más gruesa que para otra más delgada, o más joven, más adulta, más yin, más yang, etc. Cada uno se expresa de manera distinta, no sólo por las variables mencionadas, sino también en base a su nivel de cansancio, estado de salud, si está ovulando o reglando y un largo etcétera.

Lo que sí hemos podido hacer en esta lista es mencionar si en un punto hay que ser decididamente más sensible o suave o si el punto acepta un trato más vigoroso. La regla de oro es preguntarle al «paciente» cómo se siente y si quiere más o menos presión. Sólo él/ella sabe exactamente lo que ese punto necesita.

La descripción de la localización de los puntos obedece a un esfuerzo por ayudar al lector a encontrar los puntos donde reposa su salud. Puede dar la impresión de que utilizando fotos o dibujos resulta suficiente; sin embargo, en nuestra experiencia nada sobra a la hora de poder encontrar esos puntos, pequeños como granos de arroz, que son la puerta a una vida más sana.

Antes que nada repasemos el uso de los puntos de acupuntura.

Utilizaremos las yemas de los dedos y las palmas de las manos y sólo dos tipos distintos de presiones.

Un tipo de presión es vertical, directamente sobre el punto, ya sea con los dedos o con la palma de la mano. Comenzaremos lentamente, incrementando la presión poco a poco, disminuyéndola antes de que sea molesta; entonces retiramos esa presión y tras esperar un poco volvemos a comenzar el ciclo.

La segunda técnica de presión es la estática. Comienza igual que la anterior pero al presionar el punto se mantiene la presión entre siete y diez segundos más o menos. Acto seguido, retiramos poco a poco la presión antes de volver a comenzar un nuevo ciclo.

¿Cuándo utilizaremos una u otra? La regla siempre es buscar la sensación más agradable en el paciente. Así pues la persona que recibe el masaje nos dirá, para cada punto, cuál prefiere. Si no tiene preferencias concretas iremos variando según el punto sea más o menos sensible. Por ejemplo, si es un punto con poca carne debajo, no usaremos la técnica de presión estática.

Con cualquiera de las dos presiones, cuando se sitúa el dedo sobre el punto, es bueno esperar unos segundos antes de comenzar la manipulación para permitir que se establezca una conexión energética entre el cuerpo del que da y el del que recibe.

También es bueno que al comenzar la presión digital, el «terapeuta» expulse lentamente el aire a medida que ejerce la presión sobre el punto, de manera que el final de la presión coincida con el final de le exhalación, y si hacemos coincidir nuestra respiración y la presión con la respiración del paciente, aún mejor.

Es muy importante tener en cuenta que la clave de esta terapia es la tranquilidad, la respiración profunda y pausada y el silencio o música muy suave.

Una buena manera de comenzar, es poner primero la mano sobre la piel de tu amante para establecer una conexión energética. Después, poco a poco, comenzar un masaje suave circular, marcando círculos amplios para pasar después a presionar los puntos. Pregúntale a tu pareja si prefiere que al llegar al máximo de presión la retires poco a poco o la mantengas unos segundos. Después puedes pasar a otros puntos, para terminar quizá con un suave masaje global con aceites perfumados.

Recuerda que los meridianos son paralelos (excepto ren mai y du mai), así es que al presionar un punto hazlo si puedes con las dos manos, es decir, con una mano en el punto del meridiano de la izquierda y con la derecha en el otro. Si no es cómodo hacerlo al mismo tiempo, puedes primero trabajar un lado y después ir al mismo punto del otro lado y hacer lo mismo.

Si tu pareja tiene exceso de peso, la presión sobre el punto de acupuntura será algo mayor para lograr un buen efecto terapéutico, pero con cuidado, pues el tejido adiposo produce dolor al presionarlo, así es que comienza despacio y pregunta siempre si duele. Si tu pareja es delgada, también debes tener cuidado de no hacerle mal, ya que es más fácil presionar la carne contra los huesos, músculos o tendones produciendo dolor.

Los puntos no deben ser manipulados si se notan debajo de ellos várices, dolor agudo, masas, quemaduras o cicatrices recientes. Evita todos los puntos del área abdominal en el embarazo y también si al presionarlos hay un dolor agudo. Hay que evitar el alcohol y las comidas abundantes antes de una sesión de digitopuntura, así como el café o las drogas.

En cada sección se ofrece una serie de puntos. Lo ideal sería presionarlos todos, aunque no es necesario y se pueden escoger aquellos que sean más cómodos o placenteros. También se puede variar escogiendo la mitad de los puntos para una sesión y reservando los otros para futuras sesiones. Se pueden presionar en cualquier orden.

PARTE 2

La práctica

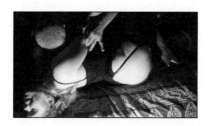

Haciendo el amor con fuerza
Olvídate de los problemas de impotencia

Creemos que el término *disfunción eréctil* es menos agresivo, ya que la palabra *impotencia* puede ser un obstáculo psicológico que nos impida resolver lo que en realidad es sólo una disfunción.

Esta disfunción eréctil no tiene nada que ver con la libido baja (es decir, el poco deseo sexual) o los problemas de eyaculación, como la eyaculación precoz. Tan sólo indica la incapacidad de mantener una erección que permita el acto sexual.

La disfunción eréctil implica que no hay erección o si la hay, sólo se mantiene durante un periodo de tiempo demasiado corto para hacer el amor o bien que no es total e impide la penetración.

Por lo general, la disfunción eréctil proviene de problemas psicológicos o emocionales (depresión, homosexualidad reprimida, estrés, sentimientos de culpa, baja autoestima, miedo a quedar mal en la cama, etc.) o de problemas de origen físico (secuelas de accidentes, obesidad, alcoholismo, toxicomanía, traumatismos o el consumo de antidepresivos, tranquilizantes o fármacos para la tensión arterial). También hay casos en que una intervención quirúrgica de la vejiga o la próstata ha dañado accidentalmente los nervios que permiten la erección.

Aproximadamente el 70 % de los casos de disfunción eréctil van aparejados con alguna de las siguientes enfermedades: diabetes (entre el 35 y el 50 % de los hombres que la padecen sufren de disfunción eréctil), insuficiencia de los riñones (que en MTC se conoce como insuficiencia de esencia de riñón), alcoholismo, esclerosis múltiple, arteriosclerosis o enfermedades de las arterias, como la arteritis.

Cualquiera de estas causas altera la llegada de sangre al pene y produce una disfunción eréctil. Por suerte, siempre puede ser tratada.

Para saber si el problema es físico o se debe a un estado emocional, puede realizarse una prueba que calcula el número de erecciones involuntarias nocturnas durante los periodos de sueño. Si éstas se dan, no hay problemas físicos que impidan la erección, por lo que habrá que pensar en una terapia psicológica. Si por el contrario, durante el transcurso de la noche, no hay presencia de erecciones, el daño será físico.

El pene es una herramienta hidráulica muy sofisticada que conviene cuidar un poco. Veamos cómo funciona. Consta de dos cámaras de forma cilíndrica que discurren a lo largo del pene y que se denominan *cuerpos cavernosos*. Están formados por un tejido muy esponjoso por el que circula la sangre. Entre ellos se encuentra otro cilindro más por cuyo interior pasa la uretra y que conoce como *cuerpo esponjoso*.

Cuando el pene es estimula convenientemente, los músculos que se encuentran en el cuerpo cavernoso se relajan y permiten que la sangre entre y llene los espacios vacíos hasta adquirir una presión determinada que permita que el pene se endurezca.

Cuando los músculos del cuerpo cavernosos se vuelven a contraer, se detiene la entrada de la sangre y el miembro masculino cae fláccido.

Conviene tener en cuenta que la erección ocurre cuando los músculos se relajan y entra la sangre, de modo que todo depende del estado de relajación en que se encuentre el hombre. La tensión hace exactamente lo contrario, ya que contrae los músculos, detiene el flujo de sangre y el tamaño del pene decrece.

Antes de empezar a tomar Viagra, a inyectarse medicamentos como el Caverjet o a introducir medicamentos en la uretra como el Muse, vale la pena acudir a una consulta de medicina tradicional china para que nos regulen, mediante fitoterapia y acupuntura, los canales de energía. Lo mismo puede decirse de los aparatos que provocan un vacío y fuerzan la erección. Depender de fármacos o artilugios para hacer el amor deberá ser siempre nuestra última opción.

PUNTOS PARA SUPERAR LA DISFUNCIÓN ERÉCTIL

Nombre   10R YINGU («Valle del yin»).

Localización   En el lado interno del hueco poplíteo, entre los músculos semitendinoso y semimembranoso, con la rodilla semiflexionada.

Método   Entre los dos tendones, en el lado interno de la fosa poplítea. Punto delicado. No apretar demasiado, más bien masajear suavemente haciendo 10 o 12 círculos pequeños con el pulgar. Dejarlo descansar unos minutos antes de comenzar otro ciclo.

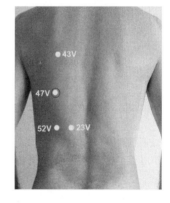

Nombre   47V HUNMEN («Puerta del alma etérea»).

Localización   En la espalda, por debajo de la apófisis espinosa de la novena vértebra torácica, a 3 cun de la línea media del cuerpo.

Método   Este punto está a nivel de la dorsal 9 y a 3 cun fuera de la línea central del cuerpo. En este área del cuerpo acostumbra a haber cosquillas, así es que tendremos cuidado al comenzar la manipulación.

Nombre   4 REN MAI GUANYUAN («Puerta del qi original»).

Localización   A 2 cun por encima de la sínfisis púbica.

Método   Siguiendo por la línea media del cuerpo, el punto 4 de ren mai está a 3 cun debajo del ombligo. Es un punto sensual y placentero, siempre que comencemos los movimientos de presión poco a poco, ya que si lo hacemos de golpe, la musculatura se tensa en un acto automático de protección y resulta desagradable.

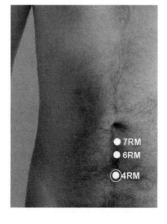

Nombre	6 REN MAI QIHAI («Mar del qi»).
Localización	A 1,5 cun debajo del ombligo.
Método	Está sólo a 1,5 cun debajo del ombligo. Todos los puntos cercanos al ombligo deben tratarse con respeto y amor, pues estamos cerca del Hara de la persona, de su centro vital de energía, y son puntos cuyo vórtex de energía es muy importante.

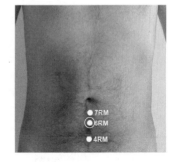

Nombre	12B CHONGMEN («Puerta de la avalancha»).
Localización	A 3,5 cun de la línea media abdominal, por encima de la sínfisis púbica.
Método	Si tomamos la línea media del cuerpo, pues está a 3,5 cun hacia un lado a nivel del límite superior de la sínfisis pubiana. Es decir, tomamos donde nace el pubis y movemos el dedo 3,5 cun a la derecha o la izquierda. Es una zona sensual y sensible. Presionar con delicadeza, dejar descansar unos minutos y volver a presionar esta vez un poco más intensamente.

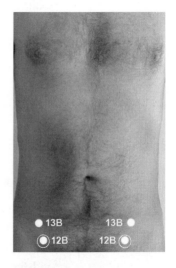

Nombre	13B FUSHE («El hogar de la entraña»).
Localización	Entre 0,5 cun y 1 cun encima del borde superior de la sínfisis púbica y a 4 cun fuera del centro del cuerpo, en el pliegue de la ingle.
Método	A 0,5 cun arriba de la sínfisis púbica. Es decir, medio dedo hacia arriba desde el punto anterior B12, a 4 cun fuera de la línea media del cuerpo. Punto agradable y sensual.

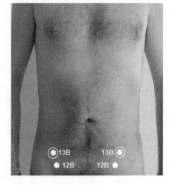

Nombre	36E ZUSANLI («Tres distancias de abajo»).
Localización	Poner la pierna tensa. Encontrar la prominencia del músculo tibial anterior. 36E está en lo alto de la prominencia, en la parte superior del músculo.
Método	Por su importancia y versatilidad, es el punto preferido de muchos autores. En digitopuntura se presiona con intención, aunque cuando hay un bloqueo energético puede doler a la menor presión. Se encuentra a 3 cun debajo de los «ojos» de la rodilla. También se lo encuentra recorriendo hacia arriba con el dedo la tibia, por un surco que llega a una hendidura natural, en donde está el 36E.

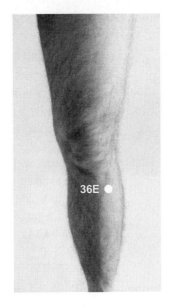

Nombre	23V SHENSHU («Punto *shu* de la espalda del riñón).
Localización	En la parte inferior de la espalda, por debajo de la apófisis espinosa de la segunda vértebra lumbar, a 1,5 cun lateral de la línea media posterior.
Método	Si duele es que hay vacío de energía. También puede hacer cosquillas. Es importante trabajarlo con cuidado y dedicarle tiempo ya que tonifica la esencia de riñón (es el Shu de Espalda del riñón), imprecindible para la salud. Mantenerlo abrigado para resguardarlo del frío.

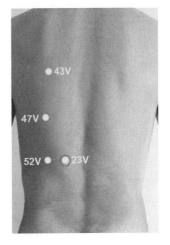

Nombre	34V XIALIAO («Grieta inferior»).
Localización	En la depresión que se halla en la parte superoposterior de la prominencia sacra.
Método	Es el último de los cuatro agujeros sacros y es un punto más delicado que los otros, pues se encuentra cerca del coxis. Presionar con cuidado.

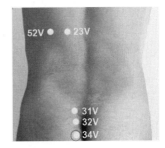

Nombre	52V ZHISHI («Habitación de la voluntad»).
Localización	En la espalda, en la parte inferior, debajo de la apófisis espinosa de la segunda vértebra lumbar, a 3 cun lateral de la línea media del cuerpo.
Método	Este punto está a nivel de la lumbar 2 y también a 3 cun fuera del canal central. Al estar en la zona lumbar, es un cuadrante muy sensible. Comenzaremos la presión despacio, incrementándola poco a poco hasta que la persona nos diga basta.

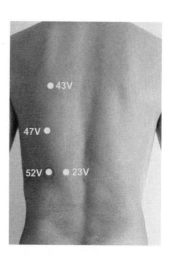

Nombre	3R TAIXI («Gran arroyo»).
Localización	En el punto medio, desde el maléolo interno al talón de Aquiles.
Método	Justo en el punto medio entre la prominencia del maléolo interno y el tendón del calcáneo. Es un punto que se puede manipular con bastante energía, pero dejándolo descansar un poco antes de emprender el masaje de nuevo.

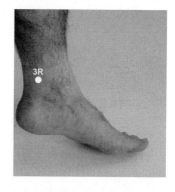

Nombre	3H TAICHONG («Asalto supremo»).
Localización	Parte posterior de la articulación metatarsofalángica. Entre el primer y el segundo hueso metatarsiano.
Método	Un poco más atrás de 2H, en la depresión entre la unión del primer y segundo metatarso, es decir, donde se siente que se unen los dos dedos del pie, se encuentra 3H. Es un lugar de uso muy común en acupuntura por sus excelentes resultados. Aquí se puede masajear con más vigor.

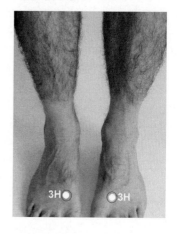

Nombre	5H LIGOU («Fosa de la vasija»).
Localización	A 5 cun por encima de la prominencia del maléolo interno, en el lado interno de la tibia.
Método	Subiendo aún más arriba del 4H encontraremos el 5H. Está a 5 cun de la punta del maléolo interno, en el lado interno de la tibia. Puede doler si se presiona muy fuerte contra el borde de la tibia, pero si se tiene cuidado no hay problema.

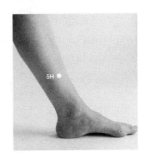

Nombre	7C SHENMEN («Puerta del *shen*»).
Localización	En el pliegue transversal de la muñeca, en el lado radial del hueso pisiforme.
Método	Este punto tan útil está en el pliegue transversal de la muñeca, en el lado del dedo meñique. Al masajearlo se siente debajo el hueso pisiforme y el tendón del flexor cubital del carpo. No es un punto delicado pero sí muy importante, así es que aunque parezca un punto un poco «aburrido» vale la pena trabajarlo bien.

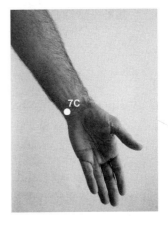

Nombre	43V GAOHUANGSHU («Órganos vitales»).
Localización	En la espalda, por debajo de la apófisis espinosa de la cuarta vértebra torácica, a 3 cun de la línea media.
Método	Este punto está 3 cun fuera de la línea central del cuerpo, más o menos a la altura de la mitad del omóplato. Es un punto sensible pero muy efectivo.

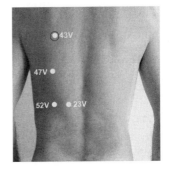

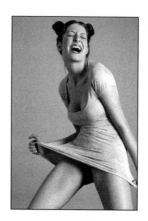

Recuperando la fogosidad femenina
Cómo superar la frigidez

Este problema afecta a un gran número de mujeres en todo el mundo (se calcula que entre el 10 y el 15 %) y, por ende, a su vida de pareja.

No obstante, *frigidez* es una palabra inculpadora, de claro tinte machista, que no debería utilizarse. Es preferible utilizar el término *disfunción sexual femenina* para referirse a todos los problemas relacionados con el coito cuando el problema sea persistente y obstruya la lubricación, la penetración y el orgasmo.

El primer síntoma que muestran las mujeres es la falta de excitación, sobre todo teniendo en cuenta que la mente y los sentimientos de la mujer desempeñan un papel mucho más importante en la excitación que en el hombre, por lo que no es de extrañar que tantas mujeres se muestren «frígidas» cuando sus compañeros no saben cómo estimularlas.

Por lo tanto, no creemos que la frigidez sea un «problema» que afecte sólo a la mujer, sino más bien una cuestión que debe resolver la pareja. Muchas mujeres que se muestran «frías» con un hombre cambian cuando están con alguien que muestra mayor sensibilidad a su anatomía y a su sensibilidad emocional.

Un detalle interesante sobre el problema de esta disfunción sexual es que aparece y se instala en la vida de la pareja justamente cuando ésta pasa por periodos de agotamiento, cuando decae la atracción física, se crea una cierta rutina sexual, aparecen problemas maritales, e incluso cuando muere alguna persona cercana.

En estos casos no es raro encontrar situaciones en las que el hombre tiene impulsos sexuales que debe apaciguar mientras que la mujer, muy afectada por esas circunstancias externas, no puede dedicar sus energías al coito y se produce el temido síndrome de la «frigidez», con el cual el hombre «culpa» a la mujer y la convierte en responsable de la situación, lo cual agrava aún más el problema.

Por último, hay que tener en cuenta también que puede haber razones físicas a este problema, como la candidiasis crónica (véase *Candidiasis crónica*, de Cala H. Cervera, publicado por esta misma editorial), la vaginitis, la cistitis, el hipotiroidismo, la diabetes mellitus, la endometriosis, etc. Además, el uso de fármacos como los antidepresivos, los ansiolíticos o los anticonceptivos juega a veces en contra de la vida erótica de la pareja.

Por otra parte, en los casos en que se produce una cierta excitación sexual pero no se alcanza el orgasmo, no podemos hablar de «frigidez», ya que ésta sólo se refiere a la falta de excitación sexual, es decir, la dificultad en lubricar las paredes de la vagina y recorrer las distintas etapas del coito. La falta de orgasmo total (esto sucede en casi un 15-20 % de las mujeres) o la falta de orgasmo el coito (que afecta a casi 40 % de las mujeres), así como la relación sexual dolorosa (presente en casi el 5 % de las mujeres) o el bajo deseo sexual (que sufre el 20 % de las mujeres) no entran en este apartado.

Para actuar contra la «frigidez», debemos trabajar en pareja y buscar unas condiciones idóneas (sobre todo sin prisas, con todo el tiempo del mundo) en las que podamos trabajar los siguientes puntos.

PUNTOS PARA TRATAR LA DISFUNCIÓN SEXUAL FEMENINA

Nombre	29E GUILAI («El retorno»).
Localización	En el abdomen inferior a cuatro cun por debajo del centro del ombligo y a 2 cun de la línea media del cuerpo.
Método	Este punto del meridiano de estómago se localiza a 4 cun debajo del ombligo y a 2 fuera de la línea media. Nótese cómo a nivel de los pechos el canal de estómago está a 4 cun de la línea media y ahora está a sólo 2. Punto que se puede presionar con fuerza.

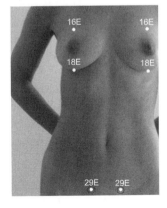

Nombre	43V GAOHUANGSHU («Órganos vitales»).
Localización	En la espalda, por debajo de la apófisis espinosa de la cuarta vértebra torácica, a 3 cun de la línea media.
Método	Este punto está 3 cun fuera de la línea central del cuerpo, más o menos a la altura de la mitad del omóplato. Es un punto sensible pero muy efectivo.

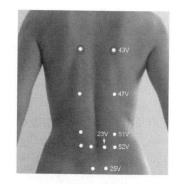

Nombre	23V SHEN SHU («Punto *shu* de la espalda del riñón»).
Localización	Entre la segunda y tercera vértebras lumbares.
Método	Si duele es que hay vacío de energía. También puede hacer cosquillas. Es importante trabajarlo con cuidado y dedicarle tiempo ya que tonifica la esencia de riñón (es el shu de espalda del riñón), imprescindible para la salud. Mantenerlo abrigado para resguardarlo del frío.

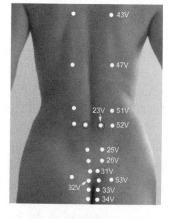

Nombre	52V ZHISHI («Habitación de la voluntad»).
Localización	En la espalda, en la parte inferior, debajo de la apófisis espinosa de la segunda vértebra lumbar a 3 cun lateral de la línea media del cuerpo.
Método	Este punto está a nivel de la lumbar 2 y también a 3 cun fuera del canal central. Al estar en la zona lumbar, es un cuadrante muy sensible. Comenzaremos la presión despacio, incrementándola poco a poco hasta que la persona nos diga basta.

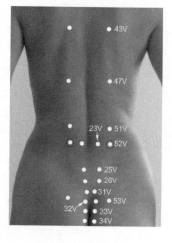

Nombre	4 DU MAI MINGMEN («La puerta de la vida»).
Localización	Debajo de la apófisis espinosa de L2, a la altura de la última costilla flotante.
Método	Hay que encontrar la última costilla flotante y trazar una línea hacia la espalda que coincidirá con la vértebra lumbar 2. Hay quienes son muy cosquillosos en este espacio, pero por lo general todo el mundo agradece un masaje digital bien hecho en este punto. Es un área que hay que mantener abrigada, procurando que no se enfríe. Si duele, trabajar más tiempo del planeado.

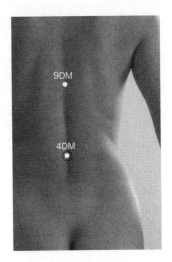

Nombre	7P LIEQUE («Débil disposición»).
Localización	Por encima de la apófisis estiloide del radio, a 1,5 cun por encima del primer pliegue transversal de la muñeca.
Método	Este punto está a 1,5 cun encima del primer pliegue de la muñeca, justo en una fisura que hay en la apófisis estiloide del radio. No es un punto sensible, pero tampoco es un punto sensual.

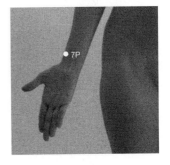

Nombre	7C SHENMEN («Puerta del *shen*»).
Localización	En el pliegue transversal de la muñeca, en el lado radial del hueso pisiforme.
Método	Este punto tan útil está en el pliegue transversal de la muñeca, en el lado del dedo meñique. Al masajearlo se siente debajo el hueso pisiforme y el tendón del flexor cubital del carpo. No es un punto delicado pero sí muy importante, así es que aunque parezca un punto un poco «aburrido» vale la pena trabajarlo bien.

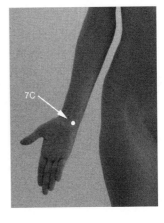

Nombre	6B SANYIN JIAO («Cruce de los tres yin»).
Localización	3 cun por encima de la punta del maléolo interno, sobre el borde posterior de la tibia.
Método	A 3 cun encima de la punta del maléolo interno, sobre el borde posterior de la tibia, es decir, desde el tobillo, por la parte interna dc la pierna, subiendo por el borde del hueso de la tibia a unos 4 dedos de distancia. Al estar al borde del hueso no es un punto para ejecutar círculos amplios o presión fuerte. Tratar con cariño, sobre todo en las mujeres.

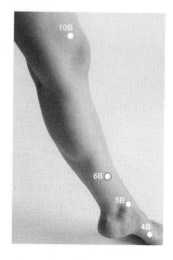

Nombre	4 REN MAI GUANYUAN («Puerta del qi original»).
Localización	A 2 cun por encima de la sínfisis púbica.
Método	Siguiendo por la línea media del cuerpo, el punto 4 de ren mai está a 3 cun debajo del ombligo. Es un punto sensual y placentero, siempre que comencemos los movimientos de presión poco a poco, ya que si lo hacemos de golpe, la musculatura se tensa en un acto automático de protección y resulta desagradable.

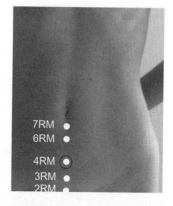

Nombre	17 REN MAI SHANZHONG («Centro del pecho»).
Localización	En el pecho, a la altura del cuarto espacio intercostal, en el punto medio de la línea que une ambos pezones.
Método	Aquí no hay mucha carne; no se debe presionar con fuerza pues estamos sobre el esternón. Con delicadeza es un punto sensitivo que da placer. Al presionarlo hay que tener la mente tranquila y dar todo el amor posible, pues el 17RM está en el área de influencia del cuarto chakra, el Chakra Anahata del Corazón.

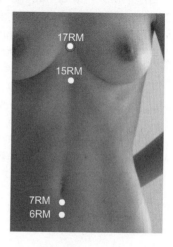

Nombre	47V HUNMEN («Puerta del alma etérea»).
Localización	En la espalda, por debajo de la apófisis espinosa de la novena vértebra torácica, a 3 cun de la línea media del cuerpo.
Método	Este punto está a nivel de la dorsal 9 y a 3 cun fuera de la línea central del cuerpo. En este área del cuerpo acostumbra a haber cosquillas, así es que tendremos cuidado al comenzar la manipulación.

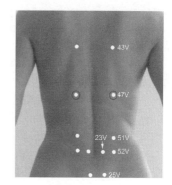

Nombre	2 REN MAI QUGU («Encima del hueso»).
Localización	Encima del borde superior de la sínfisis púbica.
Método	Está encima del hueso púbico, más hacia el borde superior que hacia el inferior. Punto muy sensual y agradable, está bien protegido por una capa de grasa y se puede presionar con normalidad.

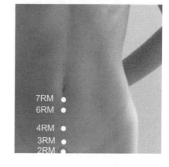

Nombre	3 REN MAI ZHONG JI («Extremidad del centro»).
Localización	Se halla a 4 cun por debajo del ombligo, en la línea media del cuerpo.
Método	Se localiza a 4 cun debajo del ombligo. Si la persona es muy delgada, no será tan placentero como para alguien con más carne. En todos los casos es un punto agradable, aunque es conveniente tener la vejiga vacía antes de presionarlo.

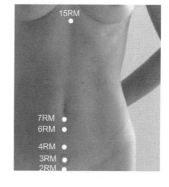

Nombre	6 REN MAI QIHAI («Mar del qi»).
Localización	Está a 1,5 cun por debajo del ombligo.
Método	Todos los puntos cercanos al ombligo deben tratarse con respeto y amor, pues estamos cerca del Hara de la persona, de su centro vital de energía, y son puntos cuyo vórtex de energía es muy importante.

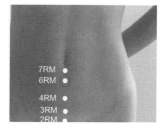

Nombre	7 REN MAI YIN JIAO («Cruce del yin»).
Localización	A 1 cun por debajo del ombligo, en la línea media del cuerpo.
Método	A tan sólo 1 cun por debajo del ombligo, es un punto delicado, por lo tanto, la presión se debe hacer poco a poco, convenciendo a la persona de que no hay peligro en nuestros movimientos.

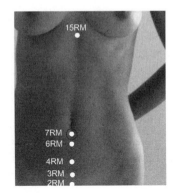

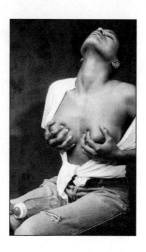

Pechos sanos

Tener los pechos sensibles con sensación de pesantez, hinchazón y un dolor agudo con sólo rozarlos es bastante habitual, aunque no debería ser así. Además, de cara a las relaciones sexuales, es un gran impedimento.

El dolor de pecho se denomina *mastalgia*. El ciclo menstrual tiene mucho que ver con estas molestias, que se alivian en gran medida cuando se cambia de dieta, pues los lácteos, el chocolate, la cafeína y los productos con mucha grasa no ayudan a resolver el problema.

También hay una tendencia a llevar sujetadores, generalmente de aro, más apretados de lo recomendable y que cortan la circulación. El uso de desodorantes que bloquean la salida del sudor y dejan las toxinas dentro del cuerpo tampoco ayuda.

En la mayor parte de los casos el problema se resuelve tomando vitaminas A, C y E en dosis bastante grandes, además de ingerir ácidos grasos esenciales. No obstante, antes de iniciar un tratamiento de este tipo conviene consultar a un nutricionista ortomolecular.

Desde aquí animamos a las mujeres a que ellas mismas revisen sus senos cada semana para detectar posibles alteraciones. Las secreciones del pezón deben considerarse también un trastorno bastante preocupante. Si se padece alguna anomalía que perdura de un ciclo menstrual a otro, no estará de más solicitar una mamografía, sobre todo a partir de los treinta y cinco años. No obstante, debe tenerse en cuenta que el cuerpo es algo vivo que sufre cambios continuos y que nunca se halla en situación estable. De hecho, la glándula mamaria presenta muchos cambios a lo largo de la vida de la mujer y eso es natural.

Los dolores de senos que se padecen durante la menstruación se denominan *mastodineas*; los que ocurren fuera del ciclo, *mastalgias*. Si se dan antes o después de la regla, se deben al ciclo hormonal y, pese a las molestias que conllevan, no son peligrosos. De hecho, son bastante frecuentes durante la pubertad precisamente por los cambios hormonales. Una vez más la acupuntura es el tratamiento más indicado, pues el dolor muestra que hay una estasis de energía que debe dispersarse.

PUNTOS PARA TRATAR EL DOLOR DE SENOS

Nombre   8ID XIAOHAI («Pequeño mar»).
Localización Al flexionar el codo se encuentra entre el olécranon y el epicóndilo interno del húmero.
Método   ¿Sabes dónde está el «huesito de la risa»? Ese punto que cuando te golpeas el codo que te deja el brazo dormido. Pues ahí está el 8ID. Mucho cuidado, es un punto muy sensible. Más vale que la presión parezca una caricia que pasarse con la fuerza y que la persona sienta la manipulación como algo desagradable.

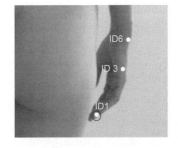

Nombre   1ID SHAZE («Pequeño pantano»).
Localización A 0,1 cun en al ángulo cubital de la uña del meñique.
Método   La localización exacta de este punto es en el ángulo cubital (exterior) de la uña del dedo meñique. Difícil de manipular en digitopuntura, pero menos doloroso que en acupuntura.

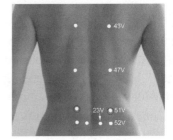

Nombre   51V HUANGMEN («Puerta capital»).
Localización En la parte inferior de la espalda, por debajo de la apófisis espinosa de la primera vértebra lumbar, a 3 cun de la línea media de la espalda.
Método   A nivel de la primera vértebra lumbar y también a 3 cun fuera de la línea media. No es un punto especialmente sensible.

Nombre	1PC TIANCHI («Estanque celeste»).
Localización	A 1 cun del pezón hacia fuera, en el cuarto espacio intercostal.
Método	Este punto se usa en diagnóstico para localizar problemas en el meridiano del pericardio, de modo que lo presionaremos con mucho cuidado porque puede doler.

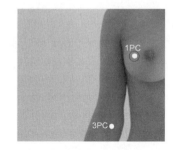

Nombre	16E YINGCHUANG («Ventana del pecho»).
Localización	En el pecho, en el tercer espacio intercostal, a 4 cun de la línea media del cuerpo.
Método	Los pectorales del hombre lo protegen, pero aun así hay que presionar con delicadeza. En las mujeres, hacer círculos amplios con el dedo para conectar energéticamente con este punto. Recordad que hay que preguntar a la pareja si le duele, pues la sensibilidad en los pechos cambia de día a día y de mujer a mujer.

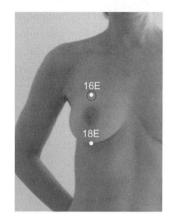

Nombre	41VB ZULINQI («Lágrimas que gotean»).
Localización	En el lado externo del tendón del músculo extensor digital del pie, frente a la unión del quinto y sexto metatarsiano.
Método	Siendo el dedo pequeño del pie, la sensación puede ser desde sensual hasta «cosquillosa». No presionar demasiado, es un punto bastante superficial.

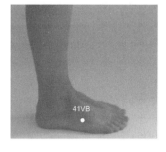

Nombre	21VB JIANJING («Pozo del hombro»).
Localización	Trazando una línea desde la vértebra C7 al acromion, en el punto medio. El acromion es el hueso que sobresale en el hombro por la espalda, justo arriba del omóplato.
Método	Es un punto muy doloroso si hay congestión energética, pero que manipulando poco a poco cada vez con más intensidad, produce mucho bienestar.

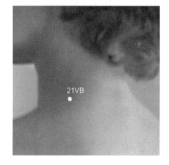

Nombre   17 REN MAI SHANZHONG («Centro del pecho»).

Localización Está en el pecho, en la línea media, a la altura del cuarto espacio intercostal, en el punto medio de la línea que une ambos pezones.

Método   Aquí no hay mucha carne; no se debe presionar con fuerza pues estamos sobre el esternón. Con delicadeza es un punto sensitivo que da placer. Al presionarlo hay que tener la mente tranquila y dar todo el amor posible, pues el 17RM está en el área de influencia del cuarto chakra, el Chakra Anahata del Corazón.

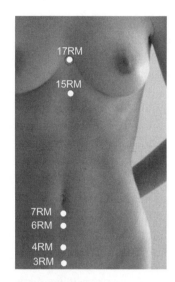

Nombre   8IG XIALIAN («Ángulo inferior del rombo»).

Localización En el lado radial de la superficie dorsal del antebrazo, a 4 cun debajo del pliegue cubital, en el lado externo del radio (el hueso en el lado del dedo gordo de la mano).

Método   Está más cerca del codo que de la muñeca. Punto que puede doler si recibe demasiada presión.

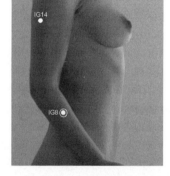

Nombre   6 PC NEIGUAN («Barrera interna»).

Localización A 2 cun por encima del pliegue de la muñeca, entre los dos tendones.

Método   Se sitúa a 2 cun por encima del pliegue de la muñeca, justo entre los dos tendones. También ésta es un área fuerte del cuerpo, con tendones potentes, pero no debe presionarse a mucha profundidad porque los tendones duelen bastante.

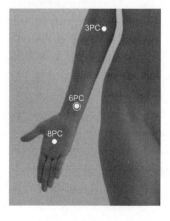

Nombre	3R TAIXI («Gran arroyo»).
Localización	En el punto medio, desde el maléolo interno al talón de Aquiles.
Método	Justo en el punto medio entre la prominencia del maléolo interno y el tendón del calcáneo. Es un punto que se puede manipular con cierta energía, pero dejándolo descansar un poco antes de emprender el masaje de nuevo.

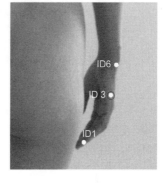

Nombre	3ID HOUXI («Valle posterior»).
Localización	En la parte posterior de la articulación metacarpofalángica, en el pliegue formado cuando se cierra el puño, justo entre la piel blanca y la oscura.
Método	Viene a ser el área del borde de la mano con el que darías un puñetazo sobre una mesa. En acupuntura puede ser sensible, pero en digitopuntura es un punto agradable de tratar, que relaja mucho.

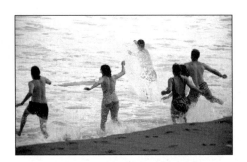

Vivir con alegría

El porcentaje de la población que está triste o deprimida es enorme y los trastornos que estas situaciones producen apenas pueden calcularse. Si uno de los dos miembros de la pareja sufre una depresión, la vida en común puede resentirse mucho, sobre todo si uno de los dos se encuentra pletórico y tiene muchas ganas de vivir.

Las razones para estar «hundido» son múltiples y pueden ir desde la muerte de un ser querido (ya sea un familiar cercano o una mascota) a la pérdida del trabajo, la jubilación, la relación de pareja y diez mil cosas más, todas bastantes comunes.

Sin embargo, muchísimas de esas «depresiones» se resolverían sin mayor problema si una vez pasado el periodo inicial de adaptación a la nueva situación, el equilibrio de los meridianos energéticos fuera la correcta. Al fin y al cabo, ¿qué es la enfermedad sino la falta de adaptación que mostramos ante factores externos e internos?

También conviene hablar con alguien, a ser posible un profesional, y reforzar la alimentación. Sin tratamiento, los síntomas pueden durar semanas, meses e incluso años. Con todo, la mayoría de las personas que padecen de depresión puede mejorar con un tratamiento adecuado.

Se considera que una depresión es grave cuando la actitud de la persona le impide trabajar, estudiar, dormir, comer y disfrutar de las distintas actividades normales de la vida, como reírse viendo la tele o hacer el amor.

Hay otro tipo de depresión más leve, conocida como *distimia*, cuyos síntomas no incapacitan tanto, aunque también interfieren el funcionamiento y el bienestar de la persona. De hecho, de la distimia a la depresión grave sólo hay un paso.

La tristeza o melancolía es un estado reflexivo que no impide ir a trabajar y cumplir con la mayoría de las obligaciones sociales pero que limita mucho el disfrute de la vida.

Algunos de los síntomas más comunes de la depresión son los siguientes:

a. Estado de ánimo triste, con sentimientos de desesperanza y pesimismo.

b. Sentimientos de culpabilidad y baja autoestima.

c. Pérdida de interés por actividades con las que se disfrutaba (ir al cine, hacer el amor, viajar, leer, salir a comer fuera, etc.).

d. Fuerte disminución de la energía y propensión al agotamiento. En las labores intelectuales muestran mucha dificultad para concentrarse, recordar datos y tomar decisiones.

e. También hay insomnio, pérdida de apetito y de peso o en ocasiones un apetito desproporcionado que lleva a la obesidad y que a su vez aumenta la depresión.

f. En los casos más graves hay pensamientos recurrentes sobre la muerte y el suicidio con intentos de llevarlos a cabo.

Aunque todos estamos expuestos a la tristeza y a la depresión por diferentes motivos —entre los cuales está la posible predisposición genética, las expectativas que nos hemos hecho en la vida y la influencia religiosa—, esta última se da en la mujer con una frecuencia mucho mayor que en el hombre, quizás por causas hormonales (menstruación, embarazo, aborto, parto), por las enormes presiones sociales (llevar una familia, trabajar, estar guapa y delgada, cuidar de los ancianos, cuidar del marido, de la casa, ser madre soltera, etc.), o por todo ello.

Parece ser que en el hombre hay menos probabilidades de sufrir una depresión aunque también es cierto que les cuesta muchísimo más aceptar que están deprimidos y pedir ayuda —como si padecerla fuera algo poco masculino— y por lo tanto son más difíciles de diagnosticar. Además, el uso del alcohol por parte del hombre, el exceso de trabajo auto impuesto y la violencia familiar enmascaran muchas veces los síntomas de la depresión.

Por otra parte, es interesante ver cómo, aunque la mujer se deprima más, la tasa de suicidios masculinos es cuatro veces superior que los femeninos, si bien estos últimos suelen ser más violentos (en vez de pastillas o inhalación de gas usan armas de fuego, se arrojan al vacío o a la vía del tren). Donde la mujer supera al hombre estadísticamente es en los intentos de suicidio que no tienen éxito.

Los antidepresivos deben ser usados como última alternativa, por lo que deben explorarse antes otras vías. No obstante, si una persona sigue un tratamiento con antidepresivos, es muy importante que bajo ninguna razón los deje por haber empezado otra terapia. De igual manera que solo deben ser utilizados bajo supervisión médica, solamente un médico puede disminuir la dosis o dejar de prescribirlos. De hecho, ningún terapeuta serio le recomendará jamás que deje de golpe un tratamiento con antidepresivos.

Los médicos alegan que este tipo de fármacos no crean hábito. Quizás lo digan desde un punto de vista estrictamente físico, si bien es indudable que son una muleta y que el bienestar de un ser humano no puede depender de unas pastillas producidas en un laboratorio. Hay que intentar por todos los medios posibles que la persona recupere su personalidad real de una forma natural.

Los antidepresivos pueden causar efectos secundarios que rara vez son graves. Ésta es una pequeña lista de los más comunes. Si se advierte alguno de ellos, hay que indicarlo al médico de inmediato.

- Boca seca.
- Estreñimiento.
- Dificultad o dolor al orinar.
- Problemas sexuales.
- Visión borrosa.
- Mareos.
- Somnolencia diurna.
- Dolor de cabeza.
- Náuseas.
- Nerviosismo.
- Insomnio.
- Agitación.

Puntos para tratar la tristeza y la depresión

Nombre	20VB FENGCHI («Estanque del viento»).
Localización	En la nuca, por debajo del hueso occipital, en la depresión ubicada entre los extremos superiores de los músculos esternocleidomastoideo y trapecio.
Método	Estos puntos alivian mucho la tensión del cuello y los hombros. También son agradecidos en los dolores de cabeza. Es un punto fuerte que se puede manipular con energía siempre que no duela. Sólo hace falta tener cuidado para no tirar del cabello.

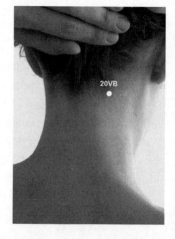

Nombre	1P ZHONGFU («Residencia central»).
Localización	A la altura del primer espacio intercostal, a 6 cun de la línea central.
Método	Si duele, es porque puede haber un exceso de energía acumulado, un bloqueo. Aunque no duela, hay que ser prudente, pues es un punto sensible.

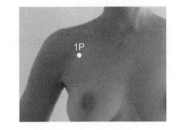

Nombre	36E ZUSANLI («Tres distancias de abajo»).
Localización	Tensar la pierna. El 36E está en lo alto de la prominencia en la parte superior del músculo. También se lo encuentra recorriendo hacia arriba con el dedo la tibia, hasta una hendidura natural.
Método	Por su importancia y versatilidad, es el preferido de muchos autores. En digitopuntura se presiona con intención, aunque cuando hay un bloqueo energético puede doler a la menor presión.

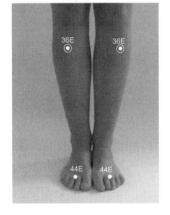

Nombre	10V TIANZHU («Columna celeste»).
Localización	A 0,5 cun sobre la línea posterior del cabello. A 1,5 cun del centro de la espalda.
Método	Se puede presionar intentando que la persona nos indique el grado que le es agradable. Si hay dolor de cabeza es un punto que relaja y da gusto.

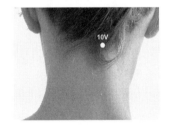

Nombre	23V SHENSHU («Punto *shu* de la espalda del riñón»).
Localización	En la parte inferior de la espalda, bajo la apófisis espinosa de la segunda vértebra lumbar, a 1,5 cun de la línea media.
Método	Si duele, es porque hay vacío de energía. Y puede hacer cosquillas. Conviene trabajarlo con suavidad y dedicarle tiempo, ya que tonifica la esencia de riñón. Es importante mantenerlo abrigado.

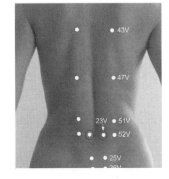

Nombre	43V GAOHUANGSHU («Órganos vitales»).
Localización	En la espalda, por debajo de la apófisis espinosa de la cuarta vértebra torácica, a 3 cun de la línea media.
Método	Este punto está 3 cun fuera de la línea central del cuerpo, más o menos a la altura de la mitad del omóplato. Es un punto sensible pero también muy efectivo.

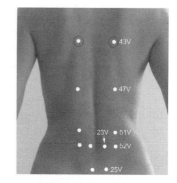

Nombre	52V ZHISHI («Habitación de la voluntad»).
Localización	En la espalda, en la parte inferior, debajo de la apófisis espinosa de la segunda vértebra lumbar, a 3 cun de la línea media del cuerpo.
Método	Este punto está a nivel de la lumbar 2. Al estar en la zona lumbar, es un cuadrante muy sensible. Comenzaremos la presión despacio, incrementándola poco a poco hasta que la persona nos diga basta.

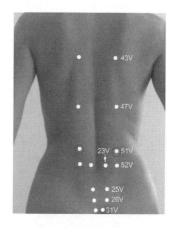

Nombre	19 DU MAI HOUDING («Vértex posterior»).
Localización	En la cabeza, a 5,5 cun directamente por encima del punto medio de la línea posterior del pelo.
Método	Para encontrar el punto 19, primero hay que encontrar el punto 20 de du mai. El 20 está haciendo una línea imaginaria desde la punta más extrema de cada oreja hacia el punto medio del cráneo. Pues bien, el 19 de du mai está a 1,5 cun debajo del 20, hacia la nuca.

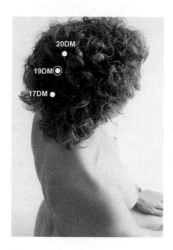

Nombre	20 DU MAI BAIHUI («Cien reuniones»).
Localización	En la cabeza, a 5 cun directamente por encima del punto medio de la línea anterior del pelo, justo en el punto medio de la línea que une los ápices de ambas orejas.
Método	La persona que presiona deberá estar concentrada, de ser posible pensando cosas positivas sobre su pareja. Es un punto sensible, con un fuerte intercambio de energía porque está en el espacio de influencia del séptimo Chakra Sahasrara, que es nuestra ventana al universo.

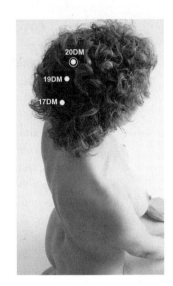

Nombre	47V HUNMEN («Puerta del alma etérea»).
Localización	En la espalda, por debajo de la apófisis espinosa de la novena vértebra torácica, se encuentra a 3 cun de la línea media del cuerpo.
Método	Este punto está a nivel de la dorsal 9 y a 3 cun fuera de la línea central del cuerpo. En este área del cuerpo acostumbra a haber cosquillas, así es que tendremos cuidado al comenzar la manipulación.

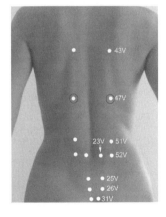

Nombre	26 YINTANG («Vestíbulo del sello»).
Localización	El punto Yin Tang (que significa «huella» o «lugar») se sitúa entre las cejas.
Método	En acupuntura se pincha para relajar a los pacientes pues su efecto es notable. Sirve tanto en niños como en animales. Hay que presionarlo con suavidad y hacer pequeños círculos de una manera rítmica y precisa. Relaja mucho siempre que se haga con suavidad, constancia y ritmo.

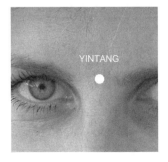

Nombre	17 REN MAI SHANZHONG («Centro del pecho»).
Localización	Se encuentra en el pecho, en la línea media, a nivel del cuarto espacio inter-costal, justo en el punto medio de la línea que une ambos pezones.
Método	Aquí no hay mucha carne; no se debe presionar con fuerza pues estamos sobre el esternón. Con delicadeza es un punto sensitivo que da placer. Al presionarlo hay que tener la mente tranquila y dar todo el amor posible, pues el 17RM está en el área de influencia del cuarto chakra, el Chakra Anahata del Corazón.

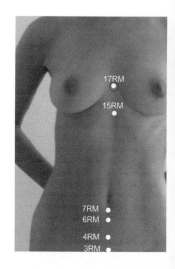

Nombre	7P LIEQUE («Débil disposición»).
Localización	Por encima de la apófisis estiloides del radio, a 1,5 cun por encima del primer pliegue transversal de la muñeca.
Método	Este punto está a 1 1/2 cun encima del primer pliegue de la muñeca, justo en una fisura que hay en la apófisis estiloi-de del radio. No es un punto sensible, pero tampoco es un punto sensual.

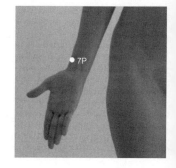

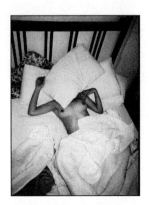

Cariño, hoy no me duele la cabeza

El dolor de cabeza es probablemente una de las razones principales para dejar el coito para otro día. El dolor de cabeza (o cefalea) es una de las molestias más frecuentes que padecemos y puede ser un síntoma de enfermedad, tensión, estrés, problemas digestivos, cansancio, desequilibrios energéticos, disgusto, trastornos oculares, consumo de alcohol y tabaco excesivos o un cambio hormonal.

Probablemente también indique otras mil cosas, como fiebre, irritación meníngea, problemas cervicales, tensión sexual, arteritis, inflamación de los nervios craneales, tumores, etc. Sin embargo, es difícil saberlo, pues hemos adoptado el hábito de tomarnos una aspirina, continuar con nuestras labores y no escuchar lo que nuestro cuerpo quiere decirnos.

Claro que si tenemos un dolor de cabeza muy de vez en cuando, no hay que preocuparse por ello, ya que casi siempre suele deberse a problemas nutritivos o más bien a carencias dietéticas. Con todo, si el dolor de cabeza es recurrente, obliga a tomar fármacos e impide llevar una vida normal, vale la pena indagar más.

Los dolores de cabeza más frecuentes se deben a la tensión que soportamos durante el día —por suerte, sólo un 10 % de ellos se corresponde con otras causas— y se localizan en la región occipital de la cabeza (la parte trasera del cráneo) o en la frente. El dolor es normalmente moderado y no suele ir acompañado de náuseas, fotofobia (aversión grave a la luz) o fonofobia (al ruido). Para reducirlo, se recurre casi siempre a los analgésicos y el reposo, preferiblemente a oscuras.

Las migrañas o jaquecas consisten en dolores localizados sólo en una parte de la cabeza o, por el contrario, en toda ella. Tienen carácter pulsátil (es decir, con sensación latente) y se acompaña de náuseas y ocasionalmente vómitos, así como de un malestar exagerado por las luces y los ruidos.

Las mujeres, por cuestiones hormonales, son más sensibles a los dolores de cabeza y a las migrañas. También el mayor uso de fármacos, las dietas y los productos químicos (maquillaje) aumenta su predisposición a padecerlos.

PUNTOS PARA TRATAR EL DOLOR DE CABEZA

Nombre	7P LIEQUE («Débil disposición»).
Localización	Por encima de la apófisis estiloide del radio, a 1,5 cun por encima del primer pliegue transversal de la muñeca.
Método	Este punto está a 1,5 cun encima del primer pliegue de la muñeca, justo en una fisura que hay en la apófisis estiloide del radio. No es un punto sensible, pero tampoco es un punto sensual.

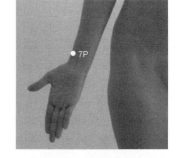

Nombre	20 DU MAI BAIHUI («Cien reuniones»).
Localización	En la cabeza, a 5 cun por encima del punto medio de la línea anterior del pelo, justo en el punto medio de la línea que une los ápices de ambas orejas.
Método	La persona que presiona deberá estar concentrada, de ser posible pensando cosas positivas sobre su pareja. Es un punto sensible, con un fuerte intercambio de energía porque está en el espacio de influencia del séptimo Chakra Sahasrara, que es nuestra ventana al universo.

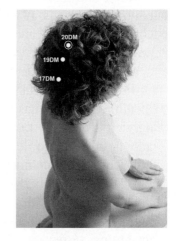

Nombre	3ID HOUXI («Valle posterior»).
Localización	En la parte posterior de la articulación metacarpofalángica, en el pliegue que se produce cuando se cierra el puño, justo entre la piel blanca y la oscura.
Método	En acupuntura puede ser un punto sensible, pero en digitopuntura es un punto muy agradable de tratar, que relaja mucho.

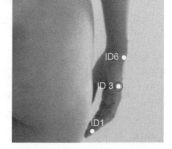

Nombre	20VB FENGCHI («Estanque del viento»).
Localización	A 1 cun por encima de la línea posterior del cabello, entre el agujero occipital y la apófisis mastoide.
Método	Estos puntos alivian mucho la tensión del cuello y los hombros. También son agradecidos en los dolores de cabeza. Es un punto fuerte que se puede manipular con energía si es que no duele. Sólo hace falta tener cuidado para no tirar del cabello.

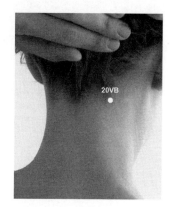

Nombre	2V ZANZHU («Recolectando bambú»).
Localización	En el agujero supraorbital, donde empieza la ceja.
Método	Es un punto que se encuentra donde comienza la ceja y por lo tanto es muy delicado. Aquí el masaje debe ser muy suave y de corta duración. Si duele al comienzo del masaje hay que trabajarlo poco, dejarlo descansar y regresar a él otra vez. Repetir unas cuantas veces hasta que el dolor sea insignificante.

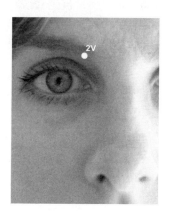

Nombre	26 YINTANG («Vestíbulo del sello»).
Localización	Entre las cejas.
Método	En acupuntura se pincha para relajar y su efecto es notable. Presionarlo con suavidad y hacer pequeños círculos de una manera rítmica y precisa. Relaja mucho siempre que se haga con suavidad.

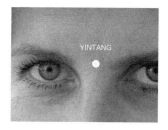

Nombre	3H TAICHONG («Asalto supremo»).
Localización	Parte posterior de la articulación metatarsofalángica. Se encuentra entre el primer y el segundo hueso metatarsiano.
Método	Es un lugar de uso muy común en acupuntura por sus excelentes resultados. Aquí se puede masajear con vigor.

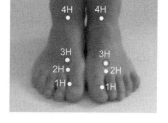

Nombre	4IG HEGU («Fondo del valle»).
Localización	Entre las uniones del primer y segundo metacarpiano y el borde de la membrana interdigital del pulgar y el índice.
Método	Para localizar este punto hay que buscar el borde de las entradas del pelo en la cabeza, 4 1/2 cun hacia fuera. Puede ser sensible. De hecho, siempre es un poco sensible porque no hay protección a nivel de carne o grasa, sólo la mínima.

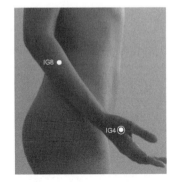

Nombre	8E TOUWEI («Enlace de la cabeza»).
Localización	En el borde de las entradas del cabello, a 4,5 cun hacia fuera y 0,5 cun encima del ángulo frontal, a la altura del borde del nacimiento del cabello, justo a 4,5 cun del canal central.
Método	Puede ser un punto sensible. De hecho, siempre es un poco sensible porque no hay protección a nivel de carne o grasa, sólo la mínima.

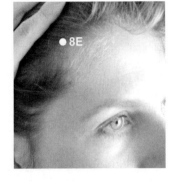

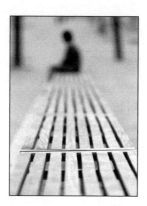

Vivir sin ansiedad

La ansiedad es, sin duda, un producto de nuestro estilo de vida, de nuestras expectativas y de la falta de paz interna que arrastramos. Produce dolores musculares, dolores de cabeza, problemas cardiacos y, cómo no, problemas sexuales.

Se manifiesta de muchas maneras, unas más sutiles, como una ansiedad generalizada con dificultad en respirar, y otras más agudas, como crisis de pánico, agorafobia y otras fobias, como la fobia social y los trastornos obsesivos compulsivos.

El mejor tratamiento para la ansiedad son la relajación y el dominio de aquello que produce la ansiedad. Por ello son muy recomendables el yoga, el taichi, el qigong, las técnicas de respiración, el reiki, la natación y, claro, hacer el amor.

Aunque no suele considerarse que la ansiedad sea una enfermedad preocupante y mucho menos peligrosa, no puede pasarse por alto, ya que afecta al sistema cardiovascular y ocasiona problemas no sólo sexuales, como hemos dicho anteriormente, sino también estomacales, de adicción al tabaco, al alcohol y a las drogas.

Muchas veces la ansiedad es producida porque nos quedamos oscilando entre el pasado y el futuro y no ponemos el ancla en el presente. Nadie lo explica mejor que Eckhart Tolle en su libro *El poder del ahora*.

PUNTOS PARA EVITAR LA ANSIEDAD

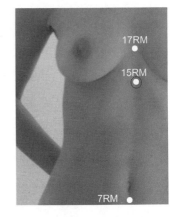

Nombre   15RM JIUWEI («Cola de la tórtola»).

Localización A 7 cun por encima del ombligo, justo debajo de la apófisis xifoidea.

Método   El 15 de ren mai está lejos del ombligo, a 7 cun por encima, siguiendo la línea media. Sin embargo, también es un punto delicado, pues está justo debajo de la apófisis xifoidea, en el plexo del pecho, y no se debe apretar con fuerza sino con mucha suavidad, ya que allí se acumula mucha energía cuando hay tensión emocional.

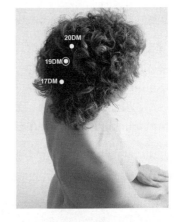

Nombre   19DU MAI HOUDING («Vértex posterior»).

Localización En la cabeza, a 5,5 cun directamente por encima del punto medio de la línea posterior del pelo.

Método   Para encontrar el 19, primero hay que encontrar el punto 20 de du mai. El 20 está haciendo una línea imaginaria desde la punta más extrema de cada oreja hacia el punto medio del cráneo. Pues bien, el 19 de du mai está, a 1,5 cun debajo del 20, hacia la nuca.

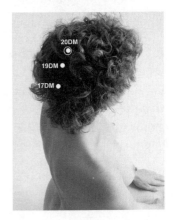

Nombre   20DU MAI BAIHUI («Cien reuniones»).

Localización En la cabeza, a 5 cun directamente sobre el punto medio de la línea anterior del pelo, justo en el punto medio de la línea que une los ápices de ambas orejas.

Método   Aquí la presión será moderada. La persona que trabaja deberá concentrarse y pensar cosas positivas sobre su pareja. Es un punto sensible, con un fuerte intercambio de energía porque está en el espacio de influencia del séptimo Chakra Sahasrara, que es nuestra ventana al universo.

Nombre	7C SHENMEN («Puerta del shen»).
Localización	En el pliegue transversal de la muñeca, en el lado radial del hueso pisiforme.
Método	Este punto tan útil está en el pliegue transversal de la muñeca, en el lado del dedo meñique. Al masajearlo se siente debajo el hueso pisiforme y el tendón del flexor cubital del carpo. No es un punto delicado pero sí muy importante, así es que aunque parezca un punto un poco «aburrido» vale la pena trabajarlo bien.

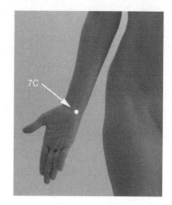

Nombre	3PC QUZE («Pantano sinuoso»).
Localización	En el punto medio del pliegue cubital, el lado cubital del tendón del bíceps braquial.
Método	En el pliegue transversal de la articulación del codo, del lado interno del tendón del bíceps braquial. Es un punto fuerte del cuerpo para tratar con normalidad. El brazo debe descansar apoyado en una superficie para que reposen los tendones.

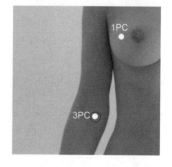

Nombre	6PC NEIGUAN («Barrera interna»).
Localización	A 2 cun por encima del pliegue de la muñeca, entre los dos tendones.
Método	Se sitúa a 2 cun por encima del pliegue de la muñeca, justo entre los dos tendones. También ésta es un área fuerte del cuerpo, con tendones potentes, pero no debe presionarse a mucha profundidad porque los tendones duelen bastante.

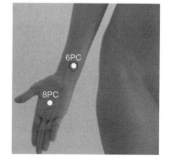

Nombre	15SJ TIANLIAO («Hueco celestial»).
Localización	Ángulo superior interno de la escápula.
Método	Aquí la presión más fuerte es más agradecida, pues en este ángulo se concentra mucha tensión. Comenzar con suavidad para ir movilizando la energía estancada y poco a poco aumentar la presión.

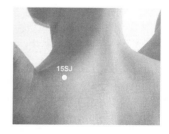

Nombre   10V TIANZHU («Columna celeste»).
Localización   A 0,5 cun por encima de la línea poste-
                  rior del cabello. A 1,5 cun lateral del
                  centro de la espalda.
Método   Aunque está en la nuca, es un punto que
                  se puede presionar intentando que la
                  persona nos indique el grado que le es
                  agradable. Está un poco arriba del naci-
                  miento del cabello, por la parte de atrás
                  de la cabeza (0,5 cun) y un poco al lado
                  de la línea media del cuerpo (1,5 cun).
                  Si hay dolor de cabeza es un punto que
                  relaja y da gusto.

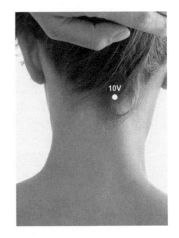

Nombre   17 REN MAI SHANZHONG («Centro
                  del pecho»).
Localización   En la línea media del pecho, a la altura del
                  cuarto espacio intercostal, en el punto
                  medio de la línea que une ambos pezones.
Método   Aquí no hay mucha carne; no se debe
                  presionar con fuerza pues estamos sobre
                  el esternón. Con delicadeza es un punto
                  sensitivo que da placer. Al presionarlo
                  hay que tener la mente tranquila y dar
                  todo el amor posible, puesestá en el área
                  de influencia del cuarto chakra, el
                  Chakra Anahata del Corazón.

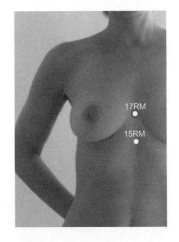

Nombre   1R YONG QUAN («Fuente que brota»).
Localización   Está en la depresión de la planta del pie.
Método   Aquí da mucho gusto la presión, que
                  deberá comenzar suave hasta disipar el
                  exceso de energía, para continuar más
                  vigorosa. Se puede hacer con la yema de
                  los dedos o con los nudillos. Es un punto
                  especial que hay que proteger del frío,
                  pues introduce frío directamente al meri-
                  diano de riñón. Es el chacra por donde
                  nos conectamos a la energía de la Tierra.
                  Masajear también el área adyacente.

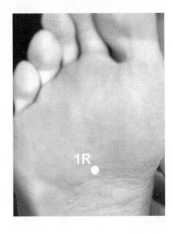

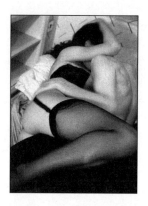

Mi amiga la próstata

Tradicionalmente se asocian los padecimientos de la próstata con la disminución de la potencia sexual masculina. De ahí que la noticia de un problema de próstata se reciba casi siempre con recelo e incluso vergüenza, cuando no negando el problema, lo cual puede ser fatal.

Sin embargo, la próstata no está ligada a la potencia sexual y no afecta a la capacidad del hombre para llevar a buen termino el acto sexual. Todo lo que la próstata hace de cara al sexo es producir el líquido lechoso que transporta a los espermatozoides.

La edad y diversos factores genéticos contribuyen a los problemas de próstata, si bien la alimentación, el pensamiento negativo, el tabaco y el alcohol son las causas más frecuentes.

La próstata es una glándula que en condiciones normales suele tener el tamaño de una pequeña nuez, si bien con el tiempo comienza a crecer de forma nodular. Estos nódulos incrementan el tamaño de la próstata y producen una estrangulación de la uretra que dificulta la emisión de orina. El aviso más certero de que la próstata ha crecido es, pues, la dificultad al orinar o la necesidad de hacerlo con frecuencia, ya sea de día o de noche.

Este crecimiento de la próstata se inicia alrededor de los cuarenta años. A partir de ahí el trastorno lo padece el 50 % de los hombres mayores de cincuenta años y el 60 % de los mayores de sesenta. Ya entre los 70 y 80 de edad lo sufre el 90 % de los hombres

La prueba para ver revisar el estado de la próstata es un examen denominado *tacto rectal*, que si bien puede resultar incómodo no es traumático y que, de cara a la salud, bien vale la pena. También se puede comprobar mediante un escaneado.

La medicina occidental dice que no se puede evitar la aparición de los problemas de próstata, que es algo normal, aunque se han logrado buenos resultados reduciendo la ingesta de leche de vaca y aumentando la de leche de soja, evitando estar mucho tiempo sin orinar —ya que el crecimiento de la vejiga al estar llena estimula a la próstata—, haciendo ejercicio y, desde luego, sometiéndose a tratamientos con acupuntura.

PUNTOS PARA TRATAR LOS PROBLEMAS DE PRÓSTATA

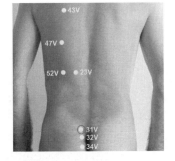

Nombre	31V SHANGLIAO («Grieta superior»).
Localización	En el punto medio entre la espina iliaca posterosuperior y la línea media de la espalda.
Método	Este punto está en el primer agujero del sacro. No presionar muy fuerte pero sí con una presión continua. Apretar y soltar varias veces para que se libere la energía retenida.

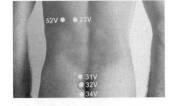

Nombre	32V CILIAO («Segunda grieta»).
Localización	En el segundo agujero del sacro, en el punto medio entre el borde superior de la espina ilíaca y el centro medio.
Método	En el segundo agujero sacro. Iguales indicaciones que para el 31V.

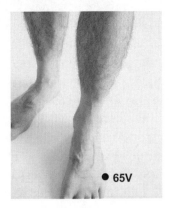

Nombre	65V SHUGU («Hueso unido»).
Localización	En la parte posteroexterna de la quinta articulación metatarsofalángica.
Método	Este punto está en la parte posteroexterna de la quinta articulación meatarsofalángica, es decir, un algo más atrás de donde termina el dedo pequeño del pie. Tampoco es un sitio donde se pueda actuar con energía porque no hay mucha carne, por lo tanto mejor presionar suavemente.

Nombre	4 REN MAI GUANYUAN («Puerta del qi original»).
Localización	Siguiendo por la línea media del cuerpo, el punto 4 de ren mai está a 2 cun por encima de la sínfisis púbica.
Método	Es un punto sensual y placentero, siempre que comencemos los movimientos de presión poco a poco, ya que si lo hacemos de golpe, la musculatura se tensa en un acto automático de protección y resulta desagradable.

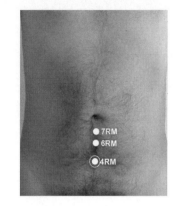

Nombre	6 REN MAI QIHAI («Mar del qi»).
Localización	A 1,5 cun debajo del ombligo.
Método	Está sólo a 1,5 cun debajo del ombligo. Todos los puntos cercanos al ombligo deben tratarse con respeto y amor, pues estamos cerca del Hara de la persona, de su centro vital de energía, y son puntos cuyo vórtex de energía es muy importante.

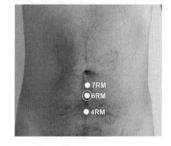

Nombre	7 REN MAI YINJIAO («Cruce del yin»).
Localización	A 1 cun por debajo del ombligo.
Método	A tan sólo 1 cun por debajo del ombligo, cs un punto delicado, por lo tanto, la presión se debe hacer poco a poco, convenciendo a la persona de que no hay peligro en nuestros movimientos.

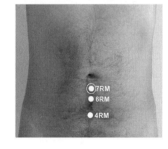

Nombre :	28E SHUI DAO («Pasaje del agua»).
Localización	A 3 cun por debajo del ombligo y a 1,5 cun fuera de la línea media.
Método	Va muy bien para la retención de líquidos. Si no hay cosquillas se puede presionar bastante, pero en los primeros movimientos hay que ser muy delicado porque la capa subyacente de músculos se tensan como reflejo de protección.

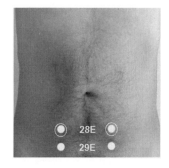

Nombre	29E GUI LAI («Para que vuelva la regla»).
Localización	A 4 cun por debajo del ombligo y 2 cun fuera de la línea media.
Método	Este punto del meridiano de estómago se localiza a 4 cun debajo del ombligo y a 2 fuera de la línea media. Nótese cómo a nivel de los pechos el canal de estómago está a 4 cun de la línea media y ahora está a sólo 2. Punto que se puede presionar con fuerza.

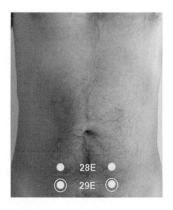

Nombre	30E QI CHONG («Lugar estratégico del qi»).
Localización:	A 5 cun por debajo del ombligo y a 2 cun fuera de la línea media, justo sobre el borde superior de la sínfisis púbica.
Método	Es un punto que activa le energía y que regulariza los trastornos de los órganos genitales y estimula la esencia de riñón. Presionar con suavidad al principio y más fuerte después pero no tan fuerte como el 28E.

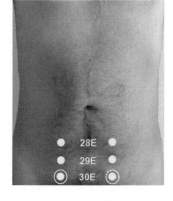

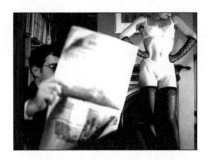

¡Quiero más sexo!

Incrementar la función sexual cuando ésta ha decaído por malos hábitos dietéticos, medicinas, cirugía o edad es algo que todas las parejas quieren lograr. Para ello sería bueno empezar por recuperar mejores hábitos de vida.

De entrada, aconsejamos dejar el tabaco que afecta de manera importante al deseo y a la función sexual. Respirar el resultado de la combustión de muchos elementos químicos y pretender que con ese qi la vida sea magnífica es un grave error. ¿Tan importante es la respiración para el ser humano? Sí, y si no pensemos cuánto tiempo puede sobrevivir el organismo sin respirar. Ahí está la respuesta.

Sin embargo, para incrementar la función sexual también hay que considerar la alimentación. Pongámoslo de una manera más fácil de entender. El organismo es la suma de millones de células. Desde nuestros ojos hasta la sangre, desde los músculos hasta el cabello, todo son agrupaciones celulares. Las células viven de lo que ingerimos por la boca, incluyendo el aire. Así pues, si uno come comida barata, carente de nutrientes, llena de aditivos químicos, eso es lo que va a ir directamente a la célula y de eso estará formado nuestro cuerpo.

Hay quienes a una mala alimentación y un aire contaminado le añaden una perla: el alcohol, que si en pequeñas cantidades puede ser beneficioso para desinhibirse un poco, en grandes cantidades es nefasto para la erección y su mantenimiento.

Todos estos consejos son tan válidos para el hombre como para la mujer. En el apartado dedicado a la disfunción eréctil hablamos de cómo ocurre la erección. Ahora veremos cuáles son los pasos de la respuesta sexual de la mujer.

El ciclo de respuesta comienza cuando la mujer recibe estímulos que le son agradables sexualmente, ya sean pensamientos, caricias. En ese momento siente un cosquilleo en la vagina, también en el clítoris y, acto seguido, el interior de la vagina se humedece para ayudar a la posible penetración y se distiende, haciéndose más grande. El corazón late más deprisa, respira con mayor rapidez y posteriormente se desencadenan contracciones en la pelvis cuya respuesta placentera es el orgasmo.

Como se puede apreciar, el ciclo es muy parecido al del hombre (excitación, sangre en el pene, latidos rápidos, respiración profunda y orgasmo con eyaculación de semen). La única diferencia notable es que la mujer puede repetir el ciclo inmediatamente y el hombre debe esperar más tiempo del que quisiera.

Puntos para aumentar la función sexual

Nombre   14R SIMAN («Cuatro plenitudes»).
Localización   En la parte inferior del abdomen, a 2 cun por debajo del ombligo y a 0,5 cun de la línea media.
Método   Se encuentra a 2 cun por arriba de R12, es decir, a 2 cun debajo del ombligo y 0,5 cun fuera del centro del cuerpo. No acostumbra a ser un punto doloroso.

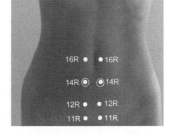

Nombre   14DM DAZHUI («Gran vértebra»).
Localización   En la espalda, en la línea media posterior, en la depresión ubicada debajo de la séptima vértebra cervical.
Método   Las cervicales son vértebras delicadas; la presión debe ser amable pero sostenida. Que dé seguridad a la persona y cuidando de que no esté demasiado tiempo con la cara inclinada hacia un solo lado.

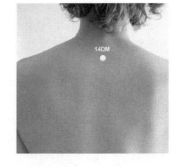

Nombre   5H LIGOU («Fosa de la vasija»).
Localización   A 5 cun sobre la prominencia del maléolo interno, por la tibia internamente.
Método   Subiendo aún más arriba del 4H encontraremos el 5H. Está a 5 cun de la punta del maléolo interno, en el lado interno de la tibia. Puede doler si se presiona muy fuerte contra el borde de la tibia, pero si se tiene cuidado no hay problema.

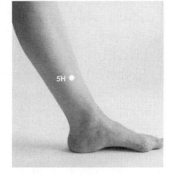

Nombre	43V GAOHUANGSHU («Órganos vitales»).
Localización	En la espalda, por debajo de la apófisis espinosa de la cuarta vértebra torácica, a 3 cun de la línea media.
Método	Este punto se encuentra a 3 cun por fuera de la línea central del cuerpo, más o menos a la altura de la mitad del omóplato. Este es un punto sensible pero muy efectivo.

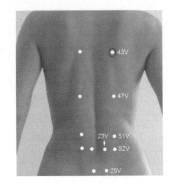

Nombre	12B CHONGMEN («Puerta de la avalancha»).
Localización	A 3,5 cun de la línea media abdominal, por encima de la sínfisis púbica.
Método	Si tomamos la línea media del cuerpo, pues está a 3,5 cun hacia un lado a nivel del límite superior de la sínfisis pubiana. Es decir, tomamos donde nace el pubis y movemos el dedo 3,5 cun a la derecha o la izquierda. Es una zona sensual y sensible. Presionar con delicadeza, dejar descansar unos minutos y volver a presionar esta vez un poco más intensamente.

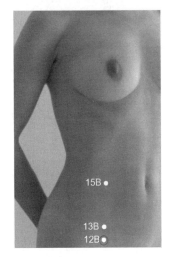

Nombre	11R HENG GU («Hueso transversal»).
Localización	Se encuentra a 5 cun debajo del ombligo, en el borde superior de la sínfisis púbica y a 0,5 cun de la línea central del cuerpo.
Método	Si la persona atendida no tiene la vejiga llena, este punto se puede presionar sin miedo, porque hay mucha grasa amortiguando en este área. También es importante hacer la digitopuntura con un ritmo lento y suave, pues es un punto erótico.

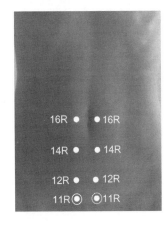

Nombre	12R DAHE («Gran abundancia»).
Localización	A 4 cun debajo del ombligo y 0,5 cun de la línea central del cuerpo.
Método	Parecido al R11, a 0,5 cun fuera del ombligo pero sólo a 4 cun hacia la sínfisis púbica. Se puede presionar sin miedo, pero vale la pena tratarlo con dulzura pues es un punto erógeno.

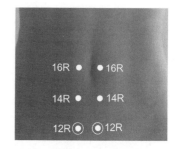

Nombre	13B FUSHE («El hogar de la entraña»).
Localización	Entre 0,5 y 1 cun sobre el borde superior de la sínfisis púbica y a 4 cun del centro del cuerpo, en el pliegue de la ingle.
Método	A 0,5 cun arriba de la sínfisis púbica. Es decir, medio dedo hacia arriba desde el punto anterior B12, a 4 cun fuera de la línea media del cuerpo. Este es un punto agradable y sensual.

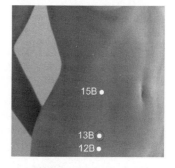

Nombre	6 REN MAI QIHAI («Mar del qi»).
Localización	A 1,5 cun por debajo del ombligo.
Método	Está sólo a 1,5 cun debajo del ombligo. Todos los puntos cercanos al ombligo deben tratarse con respeto y amor, pues estamos cerca del Hara de la persona, de su centro vital de energía, y son puntos cuyo vórtex de energía es muy importante.

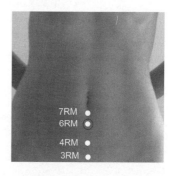

Nombre	23V SHEN SHU («Punto shu de la espalda del riñón»).
Localización	Entre la segunda y la tercera vértebra lumbar.
Método	Si duele es que hay vacío de energía. También puede hacer cosquillas. Presionar con cuidado y dedicarle tiempo, ya que tonifica la esencia de riñón, imprecindible para la salud. Mantenerlo abrigado para resguardarlo del frío.

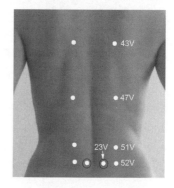

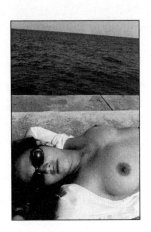

Menos estrés y más placer

Hay una reacción física natural conocida como *lucha* o *huída* sin la cual el ser humano no habría sobrevivido en este planeta, pues mediante ella se manifiesta el instinto que nos impele a enfrentarnos o a evitar ciertos riesgos. Aunque parezcan extremos muy distintos, desde un punto de vista fisiológico son bastante parecidos.

En la actualidad, esa forma de estrés se ha convertido en un trastorno crónico porque es como si estuviéramos luchando y huyendo sin descanso, lo cual afecta en gran manera a nuestras glándulas suprarrenales y las fuerza a producir adrenalina, noradrenalina y cortisol, hormonas que producen taquicardias, agotamiento mental y físico, ansiedad, falta de concentración y de memoria, cambios de humor acusados, insomnio, problemas menstruales y sexuales así como un debilitamiento del sistema defensivo que da paso a enfermedades de todo tipo.

El estrés procede de la forma en que miramos el mundo y cómo nos relacionamos con él. En su desarrollo también desempeña un papel sumamente importante la alimentación, pues hay muchos alimentos que nos producen estrés, entre ellos el café y el té, ya que la teobromina, teofilina y la cafeína que contienen afectan directamente a las glándulas suprarrenales. A esto hay que sumar el hecho de que el café consume minerales del organismo como el magnesio y el zinc, precisamente nutrientes que el cuerpo usa para luchar contra el estrés.

Otro elemento que provoca estrés es el azúcar. Por más que la industria del azúcar nos quiera engañar diciéndonos que es vital porque aporta energía para el cuerpo. Nada de eso. El azúcar refinado es prácticamente un veneno que nos dan en los productos de bollería y pastelería, los embutidos y los refrescos.

Tan sólo hay que ver la lista de ingredientes de cualquier producto para comprobar cómo desde la salsa de tomate a los yogures, pasando por las galletas o la mayonesa, todo lleva azúcar. Al ingerirlo tantas veces al día, aumenta muchísimo el nivel de azúcar en la sangre y obliga al organismo a segregar grandes cantidades de insulina (del páncreas) y causa el efecto conocido como «bajón de azúcar».

En esa situación, las pobres glándulas suprarrenales vuelven a segregar (gastándose y agotándose en el proceso) más hormonas, para subir los niveles de glucosa. Por si fuera poco, el azúcar hace que el organismo sea más ácido y, para regular el nivel de pH, nuestro cuerpo recurre al magnesio, el calcio y el zinc, que —como ya hemos visto— son necesarios, entre otras cosas, para combatir el estrés.

El alcohol también contribuye a las pérdidas de glucosa, que obliga a las glándulas suprarrenales a trabajar más de la cuenta, y afecta a la absorción del zinc.

Otros estresantes para el cuerpo son la falta de agua (no café, té, refrescos, ni zumos de botella) y la ausencia de vitaminas B_2, B_5, B_6, C y E, los ácidos grasos esenciales omega 6 y 3, y minerales como el zinc, el magnesio y el cromo.

Por ello, si bien el estrés producido por el trabajo cotidiano es inevitable, podemos reducir sus efectos evitando el café, el azúcar, bebiendo mucha agua y tomando suplementos vitamínicos completos.

A un cuerpo estresado orgánicamente no se le puede pedir que rinda y afronte el estrés diario y menos que cumpla con lo que se supone una vida sexual sana.

Hay muchos más elementos de la alimentación que producen un estrés continuo en el cuerpo como el tabaco, el exceso de lácteos, la contaminación, la radiación, etc. Sin embargo, escapan al objetivo de este libro.

Nuestra recomendación para el estrés no es sólo la meditación y los paseos por el campo, que van muy bien pero son algo inútiles si el estrés está por dentro, a nivel celular, sino fortaleciendo el cuerpo principalmente con la alimentación y al mismo tiempo estimulando los siguientes puntos.

PUNTOS PARA TRATAR EL ESTRÉS

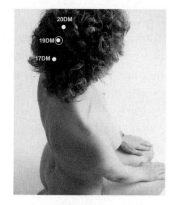

Nombre   19 DU MAI HOUDING («Vértex posterior»).

Localización   En la cabeza, a 5,5 cun sobre el punto medio de la línea posterior del cabello.

Método   Para encontrar el punto 19, primero hay que encontrar el punto 20 de du mai. El 20 está haciendo una línea imaginaria desde la punta más extrema de cada oreja hacia el punto medio del cráneo. Pues bien, el 19 de du mai está a 1,5 cun debajo del 20, hacia la nuca.

Nombre	7C SHENMEN («Puerta del *shen*»).
Localización	En el pliegue transversal de la muñeca, en el lado radial del hueso pisiforme, en el lado del dedo meñique.
Método	Al masajearlo se siente debajo el hueso pisiforme y el tendón del flexor cubital del carpo. No es un punto delicado pero sí muy importante, así es que aunque parezca un punto un poco «aburrido» vale la pena trabajarlo bien.

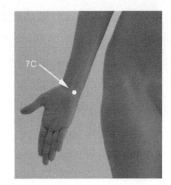

Nombre	15RM JIUWEI («Cola de la tórtola»).
Localización	A 7 cun por encima del ombligo, justo debajo de la apófisis xifoidea.
Método	El 15 de ren mai está lejos del ombligo, a 7 cun por encima, siguiendo la línea media. Sin embargo, también es un punto delicado, pues está justo debajo de la apófisis xifoidea, en el plexo del pecho, y no se debe apretar con fuerza sino con mucha suavidad, ya que allí se acumula mucha energía cuando hay tensión emocional.

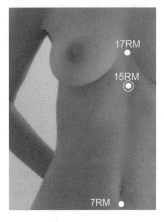

Nombre	4IG HEGU («Fondo del valle»).
Localización	Se encuentra situado entre las uniones del primer y segundo metacarpiano y el borde de la membrana interdigital del pulgar y el índice. Para localizar este punto hay que buscar el borde de las entradas del cabello en la cabeza, a 4,5 cun hacia fuera.
Método	Puede ser un punto sensible. De hecho, siempre muestra un poco de sensibilidad, ya que no hay protección a nivel de carne o grasa, sólo la mínima.

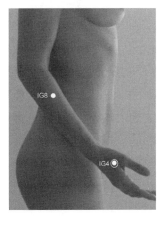

Nombre	3H TAICHONG («Asalto supremo»).
Localización	Parte posterior de la articulación metatarsofalángica. Entre el primer y el segundo hueso metatarsiano.
Método	Un poco más atrás de 2H, en la depresión entre la unión del primer y segundo metatarso, es decir, donde se siente que se unen los dos dedos del pie, se encuentra 3H. Es un lugar de uso muy común en acupuntura por sus excelentes resultados. Aquí se puede masajear con más vigor.

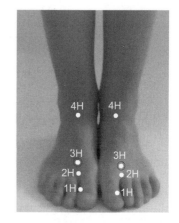

Nombre	20VB FENGCHI («Estanque del viento»).
Localización	A 1 cun por encima de la línea posterior del cabello, entre el agujero occipital y la apófisis mastoide.
Método	Estos puntos alivian mucho la tensión del cuello y los hombros. También son agradecidos en los dolores de cabeza. Es un punto fuerte que se puede manipular con energía siempre que no duela. Sólo hace falta tener cuidado para no tirar del cabello.

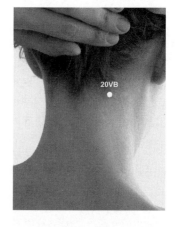

Nombre	YIN TANG («Huella»).
Localización	Entre las dos cejas.
Método	En acupuntura se pincha para relajar a los pacientes pues su efecto es notable. Sirve tanto en niños como en animales. Hay que presionarlo con suavidad y hacer pequeños círculos de una manera rítmica y precisa. Relaja mucho siempre que se haga con suavidad, constancia y ritmo.

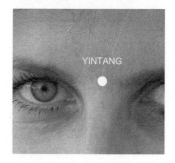

Nombre   TAIYANG («Máximo sol»).
Localización En la depresión situada en las sienes.
Método   Es un punto que tocamos automática-
                mente cuando tenemos dolor de cabeza.
                Es un punto extraordinario en cuanto a
                que no pertenece a ningún canal. No hay
                que manipularlo con fuerza, si no con
                suavidad, rítmicamente, haciendo pe-
                queños círculos. Hay que manipular los
                dos puntos, uno a cada lado de la cabe-
                za, simultáneamente.

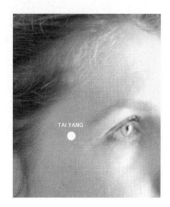

También se pueden masajear los puntos 42V, 44V, 47V, 49V y 52V, que están a lo largo de la espalda, desde el omóplato hasta las lumbares, a 1,5 cun de la columna vertebral. (*Véase* Anexo, pág. 197.)

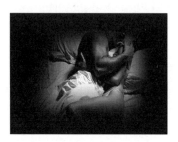

Cómo controlar la eyaculación para aumentar el placer

La eyaculación precoz es una disfunción sexual muy común hoy en día y que por lo general tiene efectos negativos en la vida en pareja, ya que no sólo frustra la consecución del orgasmo en la mujer, sino que afecta en gran manera la autoestima del hombre al ocasionarle una perdida de confianza en sí mismo.

Se la denomina *eyaculación precoz* o *prematura* cuando el hombre no puede controlar su excitación y eyacula antes de tiempo, es decir, alrededor del minuto después de la penetración. Dependiendo de las circunstancias eróticas del momento, puede ser muy difícil detener el orgasmo, si bien, en un sentido más amplio, puede controlarse con un poco de esfuerzo aprendiendo a identificar las distintas fases antes del orgasmo.

Existen dos tipos de eyaculación precoz: la primaria y la secundaria. La primaria es crónica y se debe a causas fisiológicas; la secundaria, por el contrario, tiene un origen psicológico.

Las posibles causas orgánicas son las afecciones urogenitales de la uretra posterior y próstata, alteraciones de tipo neurológico, trastornos degenerativos, alteraciones vasculares, consumo de medicamentos (antidepresivos, antihipertensivos, estimulantes), desequilibrios hormonales y todas aquellas enfermedades que alteran los mecanismos reflejos de la eyaculación.

Con todo, las causas más frecuentes son las emocionales, así como el estrés, el miedo al fracaso, etc.

Los tratamientos convencionales consisten en la prescripción de fármacos, la psicoterapia y, en contados casos, la cirugía (neurotomía selectiva).

Hay muchos manuales de sexualidad que explican cómo controlar el orgasmo. No obstante, nosotros recomendaríamos que, puestos a aprender, nos introdujéramos en el sexo tántrico, que enseña no solo a controlar el orgasmo, sino a hacer el amor sin ni siquiera eyacular, lo cual en medicina tradicional china tiene enormes ventajas de cara a guardar la esencia para alargar la vida.

Puntos para controlar la eyaculación

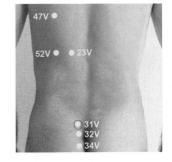

Nombre	31V SHANGLIAO («Grieta superior»).
Localización	En el punto medio entre la espina iliaca posterosuperior y la línea media de la espalda.
Método	Este punto está en el primer agujero del sacro. No presionar muy fuerte pero sí con una presión continua. Apretar y soltar varias veces para que se libere la energía retenida.

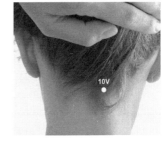

Nombre	10V TIANZHU («Columna celeste»).
Localización	A 0,5 cun sobre la línea posterior del cabello y a 1,5 cun del centro de la espalda.
Método	Se puede presionar intentando que la persona nos indique el grado que le es agradable. Si hay dolor de cabeza es un punto que relaja y da gusto.

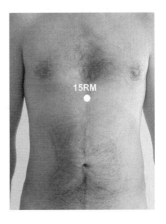

Nombre	15RM JIUWEI («Cola de la tórtola»).
Localización	A 7 cun arriba del ombligo, justo bajo la apófisis xifoidea.
Método	El 15 de ren mai está lejos del ombligo, a 7 cun por encima, siguiendo la línea media. Sin embargo, también es un punto delicado, pues está justo debajo de la apófisis xifoidea, en el plexo del pecho, y no se debe apretar con fuerza sino con mucha suavidad, ya que allí se acumula mucha energía cuando hay tensión emocional.

Nombre	29E GUILAI («El retorno»).
Localización	En el abdomen inferior, a 4 cun por debajo del centro del ombligo y a 2 cun de la línea media del cuerpo.
Método	Este punto del meridiano de estómago se localiza a 4 cun debajo del ombligo y a 2 fuera de la línea media. Nótese cómo a nivel de los pechos el canal de estómago está a 4 cun de la línea media y ahora está a sólo 2. Punto que se puede presionar con fuerza.

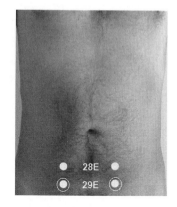

Nombre	2R RANGU («Valle iluminado»).
Localización	En el borde interno del pie, en la depresión que está por debajo del hueso navicular.
Método	Este punto no es precisamente frágil, pero puede dar cosquillas. Así que conviene comenzar con mucho cuidado e ir añadiendo la presión poco a poco.

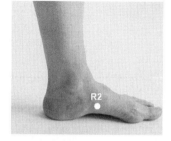

Nombre	4 DU MAI MINGMEN («La puerta de la vida»).
Localización	Debajo de la apófisis espinosa de L2, a la altura de la última costilla flotante. Hay que encontrar la última costilla flotante y trazar una línea hacia la espalda que coincidirá con la vértebra lumbar 2.
Método	Hay quienes son muy cosquillosos en este espacio, pero por lo general todo el mundo agradece un masaje digital bien hecho en este punto. Es un área que hay que mantener abrigada, procurando que no se enfríe. Si duele, trabajar más tiempo del establecido.

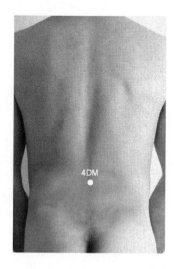

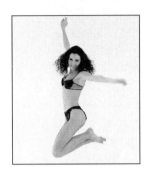

Una vida sexual satisfactoria

Según algunos estudios, cerca del 45 % de las mujeres experimentan insatisfacción sexual. Imaginamos que se refieren a los países desarrollados de Occidente, pues dudamos mucho de que en los países pobres, donde las mujeres no tienen casi ningún derecho (y menos aún en aquellos países donde las mutilan sexualmente), este índice supere el 5 %.

De hecho, en los países desarrollados el problema de la satisfacción sexual de la mujer sólo ha empezado a tenerse en cuenta a partir del momento en que las mujeres se han accedido a la profesión médica. Aún hoy, la gran mayoría de psiquiatras, psicólogos, médicos, etc., no conoce demasiado bien la sexualidad femenina.

Hasta hace muy poco se pensaba que la insatisfacción sexual era de origen psicológico y se exculpaba al hombre y se descartaban los problemas orgánicos.

La falta de deseo sexual crea en la mujer una sensación de que no «cumple» lo que se espera de ella y le produce, como es normal, mucha ansiedad, angustia y depresión.

Tener la libido baja implica la falta de pensamientos de carácter sexual, la ausencia de fantasías de carácter erótico y, en consecuencia, también la falta de ganas de obtener placer a través del coito o la masturbación, aunque también abarca algo más grave aún: la aversión a todo aquello que posea un carácter sexual.

No obstante, aunque estas disfunciones suelen ser de carácter educacional y religioso, el deseo sexual hipoactivo también puede ser el resultado de factores químicos, ya sea por diversos tratamientos médicos o factores emocionales debidos, por ejemplo, a la depresión por la muerte de un ser querido o como resultado de un abuso sexual infantil. Por otra parte, los problemas de carácter hormonal también influyen y deben tenerse en cuenta.

Otra disfunción frecuente es la incapacidad para lograr o mantener la lubricación vaginal suficiente así como la falta de hinchazón clitoriana y la falta de sensibilidad en zonas erógenas del cuerpo como los pechos, la vagina, el clítoris, etc. En estos casos, la falta de irrigación sanguínea es clara y la medicina tradicional china recomendaría tonificar el hígado y el bazo y trabajar el meridiano *chong mai*.

Dentro de las disfunciones propias de este capítulo, hay que incluir la incapacidad de la mujer para alcanzar el orgasmo a pesar e haber recibido suficiente estimulación sexual. Las razones son las mismas que hemos expuesto más arriba.

Si usted sufre alguna de esas disfunciones, piense si alguna vez se ha sometido a una intervención quirúrgica en la zona pelviana y le han realizado una histerectomía, una embolización uterina o bien una episiotomía. ¿Quizás ha padecido algún accidente? ¿Ha recibido un golpe fuerte en algún tipo de deporte? ¿Ha tenido algún parto difícil?

En cuanto a enfermedades, hay que buscar aquellas que tienen un efecto negativo sobre la circulación de la sangre como los problemas coronarios, ya que las placas que se pueden formar en las arterias pueden aparecer en cualquier parte del cuerpo y la excitación vaginal, el orgasmo, la lubricación, etc., dependen del flujo de qi y sangre de las arterias pelvianas.

¿Y qué tal la presión sanguínea? Si es alta, puede afectar los vasos sanguíneos y si además se toman medicamentos para controlar la presión, aumenta el riesgo de que afecte a la respuesta sexual. Al igual que en la disfunción eréctil del hombre, el tabaco no es bueno porque estrecha los vasos sanguíneos limitando el flujo de sangre. Los desórdenes en las glándulas pituitaria, hipotálamo, tiroides o suprarrenales también afectan la sexualidad de la mujer.

Y no olvide controlar muy de cerca su alimentación. La carne no biológica lleva una cantidad muy grande de hormonas que suministran a los animales y que pueden producir alteraciones importantes en nuestro organismo.

La diabetes, el abuso de drogas, las lesiones de la médula espinal, las primeras semanas después del parto, los divorcios, los grandes momentos de estrés, la homosexualidad no resuelta, los fibromas, la candidiasis crónica, la vulvitis, la vuvadina, el prolapso vaginal, etc. pueden anular el deseo sexual de la mujer.

Puntos para estimular el deseo sexual

Nombre   17 REN MAI SHANZHONG («Centro del pecho»).

Localización   Se halla en el pecho, en la línea media, a la altura del cuarto espacio intercostal, en el punto medio de la línea que une ambos pezones.

Método   Aquí no hay mucha carne; no se debe presionar con fuerza pues estamos sobre el esternón. Con delicadeza es un punto sensitivo que da placer. Al presionarlo hay que tener la mente tranquila y dar todo el amor posible, pues el 17RM está en el área de influencia del cuarto chakra, el Chakra Anahata del Corazón.

Nombre   4 REN MAI GUANYUAN («Puerta del qi original»).

Localización   Se encuentra a 2 cun por encima de la sínfisis púbica.

Método   Es un punto sensual y placentero, siempre que comencemos los movimientos de presión poco a poco, ya que si lo hacemos de golpe, la musculatura se tensa en un acto automático de protección y resulta desagradable.

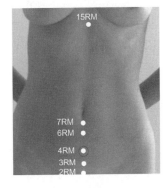

Nombre   6 REN MAI QIHAI («Mar del qi»).

Localización   A 1,5 cun por debajo del ombligo.

Método   Está sólo a 1,5 cun debajo del ombligo. Todos los puntos cercanos al ombligo deben tratarse con respeto y amor, pues estamos cerca del Hara de la persona, de su centro vital de energía, y son puntos cuyo vórtex de energía es muy importante.

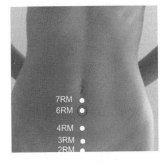

Nombre	12B CHONGMEN («Puerta de la avalancha»).
Localización	A 3,5 cun de la línea media abdominal, por encima de la sínfisis púbica.
Método	Si tomamos la línea media del cuerpo, pues está a 3,5 cun hacia un lado a nivel del límite superior de la sínfisis pubiana. Es decir, tomamos donde nace el pubis y movemos el dedo 3,5 cun a la derecha o la izquierda. Es una zona sensual y sensible. Presionar con delicadeza, dejar descansar unos minutos y volver a presionar esta vez un poco más intensamente.

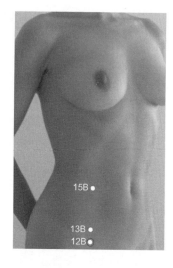

Nombre	13B FUSHE («El hogar de la entraña»).
Localización	Entre 0,5 y 1 cun por encima del borde superior de la sínfisis púbica y a 4 cun fuera del centro del cuerpo, en el pliegue de la ingle.
Método	A 0,5 cun arriba de la sínfisis púbica. Es decir, medio dedo hacia arriba desde el punto anterior B12, a 4 cun fuera de la línea media del cuerpo. Punto agradable y sensual.

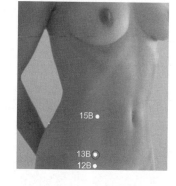

Nombre	6 PC NEIGUAN («Barrera interna»).
Localización	Se encuentra a 2 cun por encima del pliegue de la muñeca, entre los dos tendones.
Método	Se sitúa a 2 cun por encima del pliegue de la muñeca, justo entre los dos tendones. También ésta es un área fuerte del cuerpo, con tendones potentes, pero no debe presionarse a mucha profundidad porque los tendones duelen bastante.

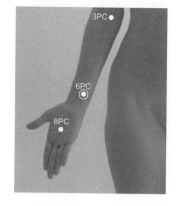

Nombre	21VB JIANJING («Pozo del hombro»).
Localización	Se traza una línea desde la vértebra C7 al acromion. El punto se halla justo en el centro.
Método	Es un punto muy doloroso si hay congestión energética, pero que manipulando poco a poco cada vez con más intensidad, produce mucho bienestar.

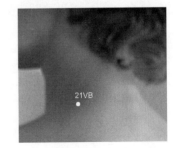

Nombre	1P ZHONGFU («Residencia central»).
Localización	A la altura del primer espacio intercostal, a 6 cun de la línea central.
Método	Este punto se usa en diagnóstico para localizar problemas en el meridiano del pericardio, de modo que lo presionaremos con mucho cuidado porque puede doler.

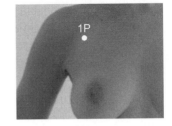

Nombre	20VB FENGCHI («Estanque del viento»).
Localización	A 1 cun por encima de la línea posterior del cabello, entre el agujero occipital y la apófisis mastoides.
Método	Estos puntos alivian mucho la tensión del cuello y los hombros. También son agradecidos en los dolores de cabeza. Es un punto fuerte que se puede manipular con energía siempre que no duela. Sólo hace falta tener cuidado para no tirar del cabello.

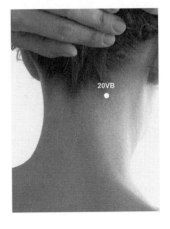

Nombre	26 YINTANG («Vestíbulo del sello»).
Localización	Entre las cejas.
Método	En acupuntura se pincha para relajar a los pacientes pues su efecto es notable. Sirve tanto en niños como en animales. Hay que presionarlo con suavidad y hacer pequeños círculos de una manera rítmica y precisa. Relaja mucho siempre que se haga con suavidad, constancia y ritmo.

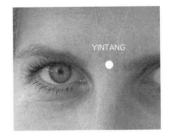

Nombre	15RM JIUWEI («Cola de la tórtola»).
Localización	A 7 cun por encima del ombligo, justo debajo de la apófisis xifoidea.
Método	El 15 de ren mai está lejos del ombligo, a 7 cun por encima, siguiendo la línea media. Sin embargo, también es un punto delicado, pues está justo debajo de la apófisis xifoidea, en el plexo del pecho, y no se debe apretar con fuerza sino con mucha suavidad, ya que allí se acumula mucha energía cuando hay tensión emocional.

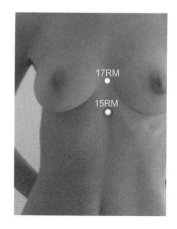

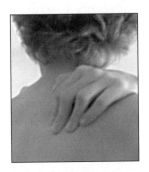

Cómo relajar la tensión y el dolor de los hombros y el cuello

El cuello es una parte muy importante porque protege la médula espinal y los nervios espinales, además de soportar el peso de la cabeza. Es la parte más yang del cuerpo.

Los pensamientos negativos, el estrés físico de todo un día, la ansiedad, la mala postura en el trabajo, el coche o en los momentos de ocio, la culpa, la frustración, la impotencia ante las injusticias diarias de la vida… Todo afecta al cuello y a los hombros.

Los bloqueos energéticos en la espalda, el cuello y los hombros pueden afectar la vida de una persona, cambiar su postura física, impedirle un buen sueño y, evidentemente, afectar su vida erótica.

El síntoma más conocido del estrés en la zona del cuello y hombros es la contractura, que provoca una tensión en el músculo (tono muscular aumentado), y que puede darse en uno solo o en un grupo que, en menor o mayor medida, ejercen presión sobre los nervios y las arterias que los irrigan, y producen un bloqueo energético en la zona.

Este trastorno suele darse sobre todo en la región suboccipital, con irradiación hacia los músculos dorsales superiores y puede ir acompañado de dolores de cabeza. Curiosamente, la mayoría de las contracturas y cervicalgias se da hacia el final del día o hacia el final de la semana, como los viernes por la tarde. Por algo será, ¿verdad?

La solución a este problema es mixta. No se trata sólo de tener una buena posición frente al ordenador, evitar levantar cosas pesadas y dormir en colchones firmes. Aunque todo esto ayuda, también hay que descansar cada dos horas, caminar, moverse, pensar en cosas agradables… En pocas palabras: eliminar la tensión. El yoga y el taichi ayudan a prevenir, si bien sólo la acupuntura y la digitopuntura pueden tratar el problema cuando se presente.

PUNTOS PARA TRATAR EL DOLOR Y LAS CONTRACTURAS DEL CUELLO

Nombre	15SJ TIANLIAO («Hueco celestial»).
Localización	En el ángulo superior interno de la escápula.
Método	Aquí la presión más fuerte es más agradecida, pues en este ángulo se concentra mucha tensión. Comenzar con suavidad para ir movilizando la energía estancada y poco a poco aumentar la presión.

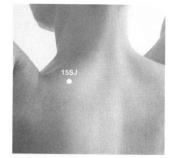

Nombre	21VB JIANJING («Pozo del hombro»).
Localización	Si se traza una línea desde la vértebra C7 al acromion, el 21 VB se localiza en el punto medio.
Método	Es un punto muy doloroso si hay congestión energética, pero que manipulando poco a poco cada vez con más intensidad, produce mucho bienestar.

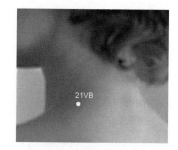

Nombre	14IG BINAO («Brazo y omóplato»).
Localización	En el lado interno (radial) del húmero, por encima del extremo inferior del deltoides.
Método	Se encuentra en el lado radial del húmero, por encima del extremo inferior del deltoides, a unos 7 cun por arriba del pliegue que hace el brazo al doblarse a nivel del codo. En este caso, está más cerca del hombro que del codo. Suele ser sensible y en ocasiones doloroso. Presionar con cuidado.

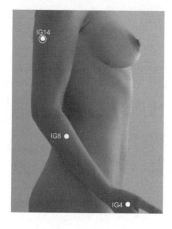

Nombre	20VB FENGCHI («Estanque del viento»).
Localización	A 1 cun por encima de la línea posterior del cabello, entre el agujero occipital y la apófisis mastoidea.
Método	Estos puntos alivian mucho la tensión del cuello y los hombros. También son agradecidos en los dolores de cabeza. Es un punto fuerte que se puede manipular con energía siempre que no duela. Sólo hay que tener cuidado para no tirar del cabello.

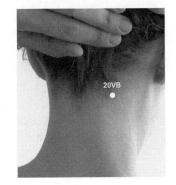

Nombre	3ID HOUXI («Valle posterior»).
Localización	En la parte posterior de la articulación metacarpofalángica, en el pliegue cuando se cierra el puño, justo entre la piel blanca y la oscura.
Método	Viene a ser el área del borde de la mano con el que darías un puñetazo sobre una mesa. En acupuntura puede ser sensible, pero en digitopuntura es un punto agradable de tratar, que relaja mucho.

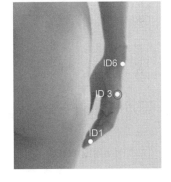

Nombre	10V TIANZHU («Columna celeste»).
Localización	A 0,5 cun sobre la línea posterior del cabello y 1,5 cun del centro de la espalda.
Método	Se puede presionar intentando que la persona nos indique el grado que le es agradable. Si hay dolor de cabeza es un punto que relaja y da gusto.

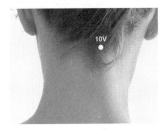

Nombre	16SJ TIANYOU («La ventana del cielo»).
Localización	Detrás del músculo esternocleidomastoideo, a la altura del ángulo maxilar inferior.
Método	Este es el borde posterior de un músculo muy fuerte llamado el esternocleidomastoideo. El cuello debe ser tratado con suavidad pero firmeza. Es importante que la persona descanse el peso de la cabeza para que el músculo no esté trabajando.

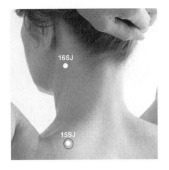

Nombre   2V ZANZHU («Recolectando bambú»).

Localización   En el agujero supraorbital, donde empieza la ceja.

Método   Es un punto que se encuentra donde comienza la ceja y por lo tanto es muy delicado. Aquí el masaje debe ser muy suave y de corta duración. Si duele al comienzo del masaje hay que trabajarlo poco, dejarlo descansar y regresar a él otra vez. Repetir unas cuantas veces hasta que el dolor sea insignificante.

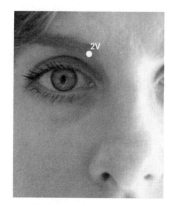

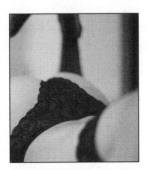

Adiós a las hemorroides

De entrada, aunque las hemorroides no son un tema de alcoba, en realidad afecta a muchísimas parejas, pues las inhibe de mostrarse abiertamente en la relación sexual por cuestiones de dolor, de imagen, etc.

Las hemorroides son dilataciones de las venas del recto o del ano. Hay dos clases de hemorroides: las internas, que provienen del plexo venoso superior, y las externas, del plexo venoso inferior, que están situadas por debajo de la unión ano-rectal.

Parte de el problema es que el sistema de drenaje de esta área del cuerpo no tiene válvulas y debido a la posición erecta del ser humano se crea un aumento de la presión interior de las venas hemorroidales y de ahí que puedan edematizarse, trombosarse, ulcerarse y sangrar.

Las hemorroides internas tienen varias clasificaciones según la gravedad que muestren, desde aquellas que producen sangre roja al defecar pero no sobresalen hasta las que se encuentran permanentemente prolapsadas. Las hemorroides internas también pueden trombosarse. Pueden presentar rectorragia, protrusión, quemazón, prurito, dolor y descarga mucosa.

Saber si se tienen hemorroides es fácil: las molestias típicas son sensación de ardor en el recto, comezón, humedad constante, dolor, sangrado al evacuar o manchado de la ropa interior y sensación de salida de alguna protuberancia por el recto.

Si éste es el caso, hay que acudir a una consulta de medicina tradicional china o un consultorio médico para poner remedio lo antes posible. Mientras, no perjudica en lo más mínimo ayudar a las energías del cuerpo con los puntos de digitopuntura, que aquí enseñamos, además de otras cosas como mantener una buena higiene anal, evitar rascarse o frotarse y sobre todo eliminar el estreñimiento añadiendo fibra a la dieta (frutas, verduras, pan integral) y líquidos abundantes, evitando comidas muy sazonadas y el consumo de alcohol.

Otros consejos de mucha ayuda son evitar los esfuerzos al defecar (¿cuál es la prisa?), utilizar papel higiénico suave y, en caso necesario, la limpieza anal mediante baño con agua tibia tirando a fría para disminuir la hinchazón.

Puntos para tratar las hemorroides

Nombre	P7 LIEQUE («Débil disposición»).
Localización	Por encima de la apófisis estiloide del radio, a 1,5 cun por encima del primer pliegue transversal de la muñeca.
Método	Este punto está a 1,5 cun encima del primer pliegue de la muñeca, justo en una fisura que hay en la apófisis estiloide del radio. No es un punto sensible, pero tampoco es un punto sensual.

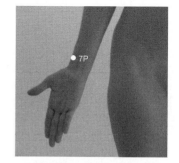

Nombre	57V CHENGSHAN («Montaña de apoyo»).
Localización	En la línea media posterior de la pierna, donde se separan los extremos interno y externo de los músculos gemelos.
Método	Este punto es delicado, sobre todo en las mujeres. Se encuentra justo debajo de los dos gemelos y es bastante sensible. Masajearlo en círculos amplios por toda la zona antes de centrarnos en el punto.

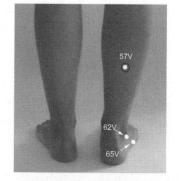

Nombre	65V SHUGU («Hueso unido»).
Localización	En la parte posteroexterna de la quinta articulación metatarsofalángica, es decir, un algo más atrás de donde termina el dedo pequeño del pie.
Método	No se puede actuar con energía porque no hay mucha carne, por lo tanto mejor presionar suavemente.

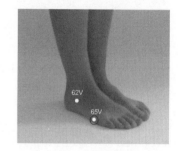

Nombre	1 REN MAI HUIYIN («Reunión del yin»).
Localización	En el centro del perineo, entre el ano y el escroto en los hombres, y en las mujeres entre el ano y la comisura posterior del labio de la vulva.
Método	Es un sitio de mucha energía con un fuerte carácter estimulante. Se comienza presionando con suavidad, incrementando la presión a un grado medio, siempre que la otra persona esté cómoda. Aquí está también el chakra 1 con el que nos comunicamos energéticamente con la Madre Tierra, el Chakra Muladhara. Trabajar «con buena energía» hacia nuestra pareja, ofreciéndole mucho amor.

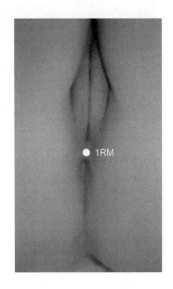

Nombre	1 DU MAI CHANGQUIANG («Fuerza eterna»).
Localización	A media distancia entre el cóccix y el ano.
Método	Este punto de acupuntura se sitúa a media distancia entre el coxis y el ano. No es tan sensual como el 1 de ren mai, que está entre el ano y el escroto/vagina, pero puede ser un punto agradable de estimular si se hace poco a poco y con dulzura.

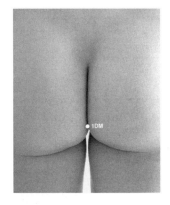

Nombre	20VB FENGCHI («Estanque del viento»).
Localización	A 1 cun por encima de la línea posterior del cabello, entre el agujero occipital y la apófisis mastoides.
Método	Estos puntos alivian mucho la tensión del cuello y los hombros. También son agradecidos en los dolores de cabeza. Es un punto fuerte que se puede manipular con energía siempre que no duela. Sólo hay que tener cuidado para no tirar del cabello.

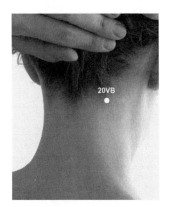

Nombre	30V BAIHUANSHU («Punto *shu* del anillo blanco»).
Localización	Está en el sacro, a la altura del cuarto agujero posterior, a 1,5 cun del borde interno del sacro.
Método	A 1,5 cun de la línea media, cerca del centro de la nalga, es un punto que suelta tensión. La presión deber ser un poco más intensa que en los otros puntos de este canal porque hay gran cantidad de músculos que absorben la energía.

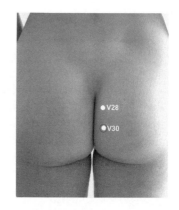

Nombre	35V HUY YANG («Unión del yang»).
Localización	A 0,5 cun al lado de la punta del cóccix.
Método	Si encuentras la punta del coxis presiona a 1/2 cun hacia fuera, es decir, hacia la nalga. Es un punto con mucha carne que se puede presionar con más fuerza.

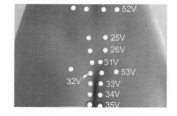

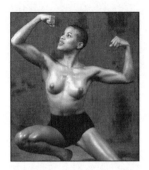

Adiós al síndrome premenstrual

Aunque se han hecho y se hacen muchas bromas sobre el síndrome premenstrual, para las mujeres que lo sufren no hay mucho de qué reírse. Los síntomas característicos son los cambios abruptos de humor y las alteraciones de comportamiento en los días o las semanas anteriores a la menstruación.

Durante ese periodo de tiempo, la mujer pasa por una inestabilidad emocional con muestras de irritabilidad y depresión, dolor de cabeza, mastalgia (dolor en los senos), edema generalizado, mareos, palpitaciones cardíacas, náuseas, problemas de autoestima y 150 síntomas más que se dividen en cinco categorías principales:

1. Ansiedad, cambios de humor, nerviosismo sin causa aparente, irritabilidad e impaciencia.
2. Depresión, tristeza y ataques de llanto.
3. Dolor en la espalda, bajo vientre y pechos.
4. Retención de agua con incremento del peso corporal.
5. Hipoglucemia y aumento del apetito.

Por desgracia, se considera normal que todo esto ocurra y el porcentaje de mujeres que padecen ese síndrome se sitúa alrededor del 80 %. En la medicina tradicional china, por el contrario, se considera que estos trastornos no son normales y que hay una disfunción en el equilibrio de las energías, sobre todo en ese casi 10 % de los casos en los que los síntomas son lo suficientemente severos como para impedir que la mujer cumpla con sus tareas cotidianas.

La medicina occidental está muy perdida en cuanto al tratamiento de este síndrome y trabaja normalmente con analgésicos para el dolor abdominal, diuréticos para los edemas, pastillas anticonceptivas para regular las hormonas e incluso hay psiquiatras (¡cómo no!) que recetan antidepresivos. La nutrición ortomolecular y la medicina tradicional china trabajan desde presupuestos mucho más saludables y naturales, y regulan la nutrición, el ejercicio y el equilibrio energético femenino. (Puede consultarse el libro *Nutrición ortomolecular, la medicina del siglo XXI*, de Cala H. Cervera, publicado por esta misma editorial).

PUNTOS PARA TRATAR EL SÍNDROME PREMENSTRUAL

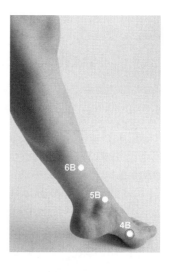

Nombre — 4B GONGSUN («Canales *luo* menudos»).

Localización — A 1 cun de la parte posteroinferior de la primera articulación metatarsofalángica, en la unión entre la piel blanca y la roja.

Método — Se encuentra sobre el borde del pie, del lado interno, más o menos a la mitad de la distancia entre el dedo gordo y el talón, más hacia el dedo gordo que hacia el talón. Aquí puede haber cosquillas y es un punto sensible que no es muy cómodo para la mayoría de las personas.

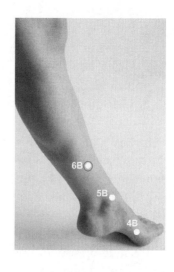

Nombre — 6B SANYIN JIAO («Cruce de los tres yin»).

Localización — A 3 cun por encima de la punta del maléolo interno, sobre el borde posterior de la tibia.

Método — A 3 cun encima de la punta del maléolo interno, sobre el borde posterior de la tibia, es decir, desde el tobillo, por la parte interna de la pierna, subiendo por el borde del hueso de la tibia a unos 4 dedos de distancia. Al estar al borde del hueso no es un punto para ejecutar círculos amplios o presión fuerte. Tratar con cariño, sobre todo en las mujeres.

Nombre	12B CHONGMEN («Puerta de la avalancha»).
Localización	A 3,5 cun de la línea media abdominal, por encima de la sínfisis púbica.
Método	Si tomamos la línea media del cuerpo, pues está a 3,5 cun hacia un lado a nivel del límite superior de la sínfisis pubiana. Es decir, tomamos donde nace el pubis y movemos el dedo 3,5 cun a la derecha o la izquierda. Es una zona sensual y sensible. Presionar con delicadeza, dejar descansar unos minutos y volver a presionar esta vez un poco más intensamente.

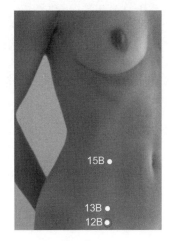

Nombre	13B FUSHE («El hogar de la entraña»).
Localización	Entre 0,5 y 1 cun por encima del borde superior de la sínfisis púbica y a 4 cun fuera del centro del cuerpo, en el pliegue de la ingle.
Método	A 0,5 cun sobre la sínfisis púbica. Es decir, medio dedo arriba desde el punto anterior B12, a 4 cun fuera de la línea media del cuerpo. Punto agradable y sensual.

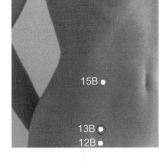

Nombre	31V SHANGLIAO («Grieta superior»).
Localización	En el punto medio entre la espina iliaca posterosuperior y la línea media de la espalda, en el primer agujero del sacro.
Método	No presionar muy fuerte pero sí con una presión continua. Apretar y soltar varias veces para liberar la energía retenida.

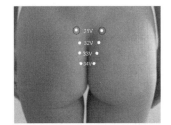

Nombre	32V CILIAO («Segunda grieta»).
Localización	En el segundo agujero del sacro, en el punto medio entre el borde superior de la espina ilíaca y el centro medio.
Método	En el segundo agujero sacro. Iguales indicaciones que para el 31V.

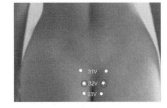

Nombre 33V ZHONGLIAO («Grieta central»).
Localización Al comienzo de la separación de los dos glúteos.
Método Tercer agujero sacro. Este punto es algo más frágil que los dos primeros, de modo que hay que trabajarlo con cuidado.

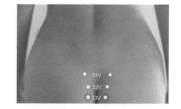

Nombre 34V XIALIAO («Grieta inferior»).
Localización En la depresión que se halla en la parte superoposterior de la prominencia sacra.
Método Es el último de los cuatro agujeros sacros y es un punto más delicado que los otros, pues se encuentra cerca del coxis. Presionar con cuidado.

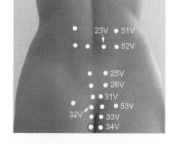

Nombre 53V BAOHUANG («Vejiga capital»).
Localización En la cadera y a la altura del segundo agujero posterior del sacro, a 3 cun del borde interno del sacro.
Método El punto V53 da un gran salto desde el V52, ya que estamos ahora a nivel de la segunda vértebra del sacro. Como aquí comienza la nalga, hay más carne y se puede ejercer presión sin miedo.

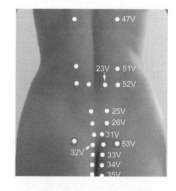

Nombre 6 REN MAI QIHAI («Mar del qi»).
Localización A 1,5 cun por debajo del ombligo.
Método Se encuentra a solamente 1,5 cun debajo del ombligo. Todos los puntos cercanos al ombligo deben tratarse con respeto y amor, pues estamos muy próximos al Hara de la persona, es decir, de su centro vital de energía, y son puntos cuyo vórtex de energía es muy importante.

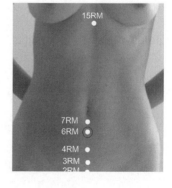

Nombre	4 REN MAI GUANYUAN («Puerta del qi original»).
Localización	Está situado a 2 cun por encima de la sínfisis púbica.
Método	Es un punto sensual y placentero, siempre que comencemos los movimientos de presión poco a poco, ya que si lo hacemos de golpe, la musculatura se tensa en un acto automático de protección y resulta desagradable.

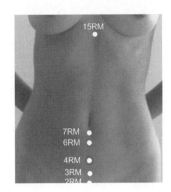

Nombre	4 DU MAI MINGMEN («La puerta de la vida»).
Localización	Debajo de la apófisis espinosa de L2, a la altura de la última costilla flotante, se encuentra el 4 du mai.
Método	Hay que encontrar la última costilla flotante y trazar una línea hacia la espalda que coincidirá con la vértebra lumbar 2. Hay quienes son muy cosquillosos en este espacio, pero por lo general todo el mundo agradece un masaje digital bien hecho en este punto. Es un área que hay que mantener abrigada, procurando que no se enfríe. Si duele, trabajar más tiempo del planeado.

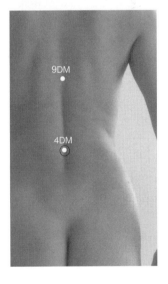

Nombre	6 PC NEIGUAN («Barrera interna»).
Localización	A 2 cun por encima del pliegue de la muñeca, entre los dos tendones.
Método	Se sitúa a 2 cun por encima del pliegue de la muñeca, justo entre los dos tendones. También ésta es un área fuerte del cuerpo, con tendones potentes, pero no debe presionarse a mucha profundidad porque los tendones duelen bastante.

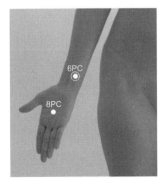

Nombre	H3 TAICHONG («Asalto supremo»).
Localización	Parte posterior de la articulación meta-tarsofalángica, entre el primer y el segundo hueso metatarsiano.
Método	Un poco más atrás de 2H, en la depresión entre la unión del primer y segundo metatarso, es decir, donde se siente que se unen los dos dedos del pie, se encuentra 3H. Es un lugar de uso muy común en acupuntura por sus excelentes resultados. Aquí se puede masajear con más vigor.

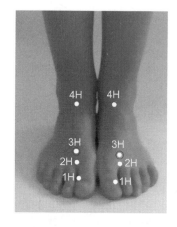

Nombre	6R ZHAOHAI («Mar radiante»).
Localización	A 1 cun debajo del maléolo interno.
Método	Inmediatamente debajo de la prominencia del maléolo externo. Puede ser un punto sensible y también hay que tener cuidado.

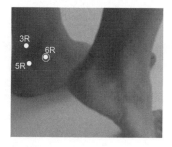

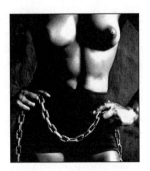

Olvídate de las reglas dolorosas

Su nombre técnico es *dismenorrea*. Según la medicina occidental, puede deberse a que el útero se encuentre muy retrovertido o que exista una infección en la pelvis o quizás una endometriosis que produce que las hormonas sexuales de la mujer entren en funcionamiento de golpe, haciendo que la mucosa se desprenda y la cavidad uterina se vacíe mediante dolorosas contracciones.

Para la medicina tradicional china, indica que hay una determinada cantidad de qi acumulado, bloqueado, que debe circular. La MO receta antiespasmódicos, analgésicos y la píldora anticonceptiva para bloquear la ovulación. La MTC recomienda acupuntura, ejercicios suaves de qigong y una alimentación correcta. Usted decide. No obstante, nosotros proponemos estos puntos de digitopuntura.

PUNTOS PARA LAS REGLAS DOLOROSAS

Nombre	6B SANYIN JIAO («Cruce de los tres yin»).
Localización	A 3 cun sobre la punta del maléolo interno, en el borde posterior de la tibia; desde el tobillo, por la parte interna de la pierna, por la tibia, a unos 4 dedos de distancia.
Método	Al estar al borde del hueso no es un punto para ejecutar círculos amplios o presión fuerte. Tratar con cariño, sobre todo en las mujeres.

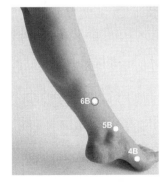

Nombre	10B XUEHAY («Mar de la sangre»).
Localización	Con la rodilla flexionada, en el lado interno del muslo, a 2 cun por encima del ángulo interno superior de la rodilla.
Método	La posición de la persona que da el masaje es mirando hacia el «paciente». Pondremos la mano derecha sobre la rodilla izquierda o la mano izquierda sobre la rodilla derecha. No apretar demasiado porque puede dar cosquillas.

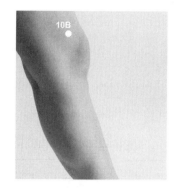

Nombre	12B CHONGMEN («Puerta de la avalancha»).
Localización	A 3,5 cun de la línea media abdominal, por encima de la sínfisis púbica.
Método	Si tomamos la línea media del cuerpo, pues está a 3,5 cun hacia un lado a nivel del límite superior de la sínfisis pubiana. Es decir, tomamos donde nace el pubis y movemos el dedo 3,5 cun a la derecha o la izquierda. Es una zona sensual y sensible. Presionar con delicadeza, dejar descansar unos minutos y volver a presionar esta vez un poco más intensamente.

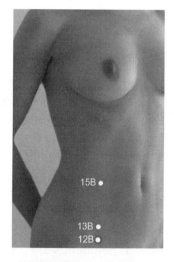

Nombre	36E ZUSANLI («Tres distancias de abajo»).
Localización	Con la pierna tensa, se busca la prominencia del músculo tibial anterior. 36E está en lo alto de la prominencia en la parte superior del músculo.
Método	Por su importancia y versatilidad, es el punto preferido de muchos autores. En digitopuntura se presiona con intención, aunque cuando hay un bloqueo energético puede doler a la menor presión. También se lo encuentra recorriendo hacia arriba con el dedo la tibia, por un surco que llega a una hendidura natural.

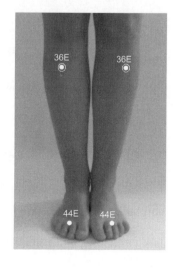

Nombre	5R SHUIQUAN («Fuente del agua»).
Localización	Se encuentra en la depresión anterosuperior del lado interno de la tuberosidad del calcáneo.
Método	Este punto está justo debajo del R3 y se puede trabajar más energéticamente que el anterior. No hay mucha carne, así es que con cuidado.

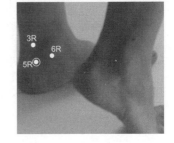

Nombre	23V SHEN SHU («Punto *shu* de la espalda del riñón»).
Localización	Entre la segunda y la tercera vértebra lumbar.
Método	Si duele es porque hay vacío de energía. También puede hacer cosquillas. Es importante trabajarlo con cuidado y dedicarle tiempo, ya que tonifica la esencia de riñón (es el *shu* de espalda del riñón), imprescindible para la salud. Conviene mantenerlo abrigado para resguardarlo del frío.

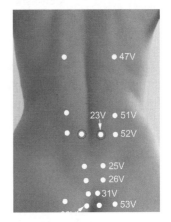

Nombre	31V SHANGLIAO («Grieta superior»).
Localización	En el punto medio entre la espina iliaca posterosuperior y la línea media de la espalda.
Método	Este punto está en el primer agujero del sacro. No presionar muy fuerte pero sí con una presión continua. Apretar y soltar varias veces para que se libere la energía retenida.

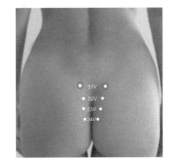

Nombre	32V CILIAO («Segunda grieta»).
Localización	En el segundo agujero del sacro, en el punto medio entre el borde superior de la espina ilíaca y el centro medio.
Método	En el segundo agujero sacro. Iguales indicaciones que para el 31V.

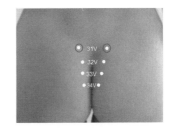

Nombre   33V ZHONGLIAO («Grieta central»).
Localización   Al comienzo de la separación de los dos glúteos.
Método   Tercer agujero sacro. Este punto es algo más frágil que los dos primeros, de modo que hay que trabajarlo con cuidado.

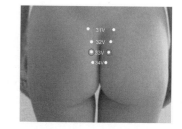

Nombre   34V XIALIAO («Grieta inferior»).
Localización   En la depresión que se halla en la parte superoposterior de la prominencia sacra.
Método   Es el último de los cuatro agujeros sacros y es un punto más delicado que los otros, pues se encuentra cerca del coxis. Es preferible presionar con cuidado.

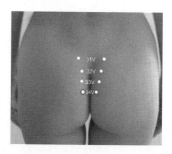

Nombre   62V SHEN MAI («Canal de la hora *shen*»).
Localización   En la depresión que se encuentra a 1 cun por debajo de la prominencia del maléolo externo.
Método   Está en una hendidura pequeñita, casi triangular, debajo del maléolo externo del pie. Aquí prácticamente no hay carne, así es que trabajaremos con delicadeza.

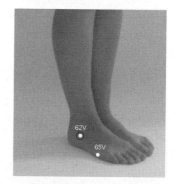

Nombre   14H QIMEN («Puerta del ciclo»).
Localización   En el sexto espacio intercostal, en la línea del pezón.
Método   Hay personas que sienten muchas cosquillas en este área y será imposible hacerles digitopuntura. Otras disfrutan mucho este punto. Si hay un cierto dolor sordo es que hay bloqueo de Qi de hígado. Entonces trabajar bilateralmente, descansando y regresando al punto hasta que el dolor haya remitido.

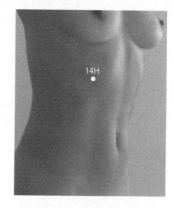

Nombre	4 REN MAI GUANYUAN («Puerta del qi original»).
Localización	Se sitúa a 2 cun por encima de la sínfisis púbica.
Método	Siguiendo por la línea media del cuerpo, el punto 4 de ren mai está a 3 cun debajo del ombligo. Es un punto sensual y placentero, siempre que comencemos los movimientos de presión poco a poco, ya que si lo hacemos de golpe, la musculatura se tensa en un acto automático de protección y resulta desagradable.

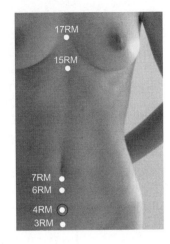

Nombre	7 REN MAI YINJIAO («Cruce del yin»).
Localización	Se encuentra a 1 cun por debajo del ombligo.
Método	Aquí no hay mucha carne; no se debe presionar con fuerza pues estamos sobre el esternón. Con delicadeza es un punto sensitivo que da placer. Al presionarlo hay que tener la mente tranquila y dar todo el amor posible, pues el 17RM está en el área de influencia del cuarto chakra, el Chakra Anahata del Corazón.

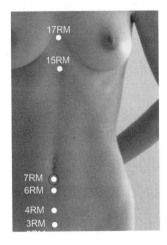

Nombre	28E SHUI DAO («Pasaje del agua»).
Localización	A 3 cun por debajo del ombligo y a 1,5 cun fuera de la línea media.
Método	Va muy bien para la retención de líquidos. Si no hay cosquillas se puede presionar bastante, pero en los primeros movimientos conviene ser muy delicado porque la capa subyacente de músculos se tensan a modo de reflejo de protección.

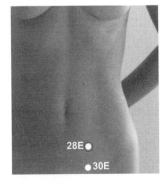

Nombre	29E GUI LAI («Para que vuelva la regla»).
Localización	A 4 cun por debajo del ombligo y 2 cun fuera de la línea media.
Método	Este punto del meridiano de estómago se localiza a 4 cun debajo del ombligo y a 2 fuera de la línea media. Nótese cómo a nivel de los pechos el canal de estómago está a 4 cun de la línea media y ahora está a sólo 2. Punto que se puede presionar con fuerza.

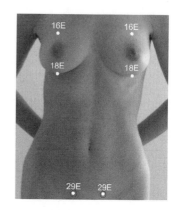

Nombre	30E QI CHONG («Lugar estratégico del qi»).
Localización:	A 5 cun por debajo del ombligo y a 2 cun fuera de la línea media.
Método	Es un punto que activa le energía y que regulariza los trastornos de los órganos genitales y estimula la esencia de riñón. Presionar con suavidad al principio y más fuerte después pero no tan fuerte como el 28E.

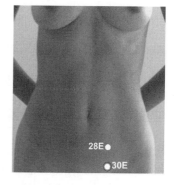

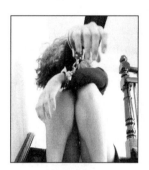

Defiéndete del síndrome de fatiga crónica

La denominación *síndrome de fatiga crónica* no implica sólo un síndrome de fatiga, es decir, de estar cansado crónicamente, sino también el conjunto de síntomas que hacen muy pobre el nivel de vida de los que sufren este desequilibrio, como son los dolores de cabeza, los dolores articulares, los trastornos de la visión, las perturbaciones emocionales, la falta de deseo sexual, la pérdida de memoria, la confusión y el dolor muscular.

Una de las cosas más preocupantes de este síndrome es que el paciente no parece estar mal, lo cual genera mucha incomprensión por parte de los demás, sobre todo porque generalmente la MO no encuentra nada raro en el paciente ni a través del examen físico ni con las pruebas de laboratorio. Por ello no es extraño que a quien lo padezca le tachen de hipocondríaco.

Esto se debe a que la MO se esfuerza mucho en categorizar las enfermedades según los síntomas, y esta disfunción tiene tantos que fácilmente el paciente se puede pasar la vida yendo de un especialista a otro sin que nadie sepa qué tiene.

Ya que en la MO no hay especialistas que comprendan el cuerpo globalmente, sino especialistas que saben mucho de un área concreta, el paciente termina sin saber lo que realmente le pasa.

Estamos ante un desequilibrio que afecta a todos los sistemas corporales y al mismo tiempo produce muy pocas muestras «científicas» en los exámenes que hacen los «especialistas».

Algunos de los síntomas típicos son los siguientes:

a. Fatiga o agotamiento.
b. Malestar general.

c. Dolor de cabeza, de ojos, de las articulaciones, de garganta, de los ganglios linfáticos y muscular.

d. Pérdida de memoria.

e. Dificultad para concentrarse.

f. Depresión, insomnio, ansiedad, mala visión.

g. Dolor abdominal, sensación de sabor amargo o metálico, diarrea o estreñimiento.

h. A veces desmayos o mareos.

i. Aumento del peso, palpitaciones y pérdida de deseo sexual.

Esta colección de síntomas, cuya intensidad puede variar, si persiste más de seis meses, dan lugar al síndrome de fatiga crónica idiopática, cuyas causas son desconocidas.

Nadie debe esperar seis meses para poner remedio a algo tan molesto. Sin embargo, antes de comenzar el peregrinaje por los consultorios médicos, hay que asegurarse de que la fatiga que se siente no desaparece al descansar, pues en ese caso no es fatiga crónica (ya que la particularidad de ésta es que después del descanso se sigue muy cansado y agotado), sino un agotamiento por estrés con alguna otra complicación.

Como ningún examen de laboratorio puede confirmar que se tiene SFC y una vez descartado que pueda haber un virus, hepatitis, anemia, esclerosis múltiple, cáncer, hipotiroidismo, diabetes, lo mejor será acudir a una terapia del estilo de la MTC que ve a la persona como un todo, como un conjunto de sistemas funcionando en permanente equilibrio, no sólo entre ellos, sino entre la el cuerpo y la naturaleza, entre la mente y el universo. También recomendamos una terapia de reiki, es decir, sanación con energía universal.

PUNTOS PARA TRATAR LA FATIGA CRÓNICA

Nombre	1P ZHONGFU («Residencia central»).
Localización	A la altura del primer espacio intercostal, a 6 cun de la línea central.
Método	Si duele, es posible que se deba a un exceso de energía acumulado, un bloqueo. De todos modos, aunque no duela, conviene ser prudente, pues es un punto sensible.

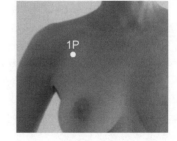

Nombre	6B SANYIN JIAO («Cruce de los tres yin»).
Localización	A 3 cun por encima de la punta del maléolo interno, sobre el borde posterior de la tibia.
Método	A 3 cun encima de la punta del maléolo interno, sobre el borde posterior de la tibia, es decir, desde el tobillo, por la parte interna de la pierna, subiendo por el borde del hueso de la tibia a unos 4 dedos de distancia. Al estar al borde del hueso no es un punto para ejecutar círculos amplios o presión fuerte. Tratar con cariño, sobre todo en las mujeres.

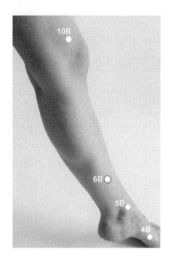

Nombre	4IG HEGU («Fondo del valle»).
Localización	Entre las uniones del primer y segundo metacarpiano y el borde de la membrana interdigital del pulgar y el índice.
Método	Para localizar este punto hay que buscar el borde de las entradas del pelo en la cabeza, 4 1/2 cun hacia fuera. Puede ser sensible. De hecho, siempre es un poco sensible porque no hay protección a nivel de carne o grasa, sólo la mínima.

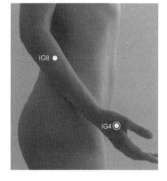

Nombre	36E ZUSANLI («Tres distancias de abajo»).
Localización	Poner la pierna tensa. Encontrar la prominencia del músculo tibial anterior, allí, en lo alto, está el 36E.
Método	Por su importancia y versatilidad, es el punto preferido de muchos autores. En digitopuntura se presiona con intención, aunque cuando hay un bloqueo energético puede doler a la menor presión. También se lo encuentra recorriendo hacia arriba con el dedo la tibia, por un surco que llega a una hendidura natural, en donde está el 36E.

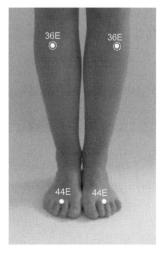

Nombre	21VB JIANJING («Pozo del hombro»).
Localización	Se traza una línea desde la vértebra C7 al acromion y se localiza el punto medio.
Método	Es un punto muy doloroso si hay congestión energética. Sin embargo, manipulando poco a poco, cada vez con mayor intensidad, logra producir mucho bienestar.

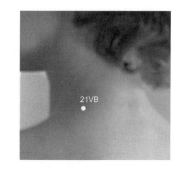

Nombre	23V SHEN SHU («Punto *shu* de la espalda del riñón»).
Localización	En la parte inferior de la espalda, por debajo de la apófisis espinosa de la segunda vértebra lumbar, a 1,5 cun lateral de la línea media posterior.
Método	Si duele es que hay vacío de energía. También puede hacer cosquillas. Es importante trabajarlo con cuidado y dedicarle tiempo ya que tonifica la esencia de riñón (es el Shu de Espalda del riñón), imprecindible para la salud. Mantenerlo abrigado para resguardarlo del frío.

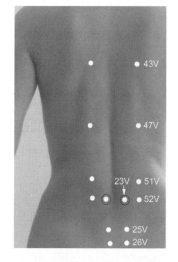

Nombre	20VB FENGCHI («Estanque del viento»).
Localización	En la nuca, por debajo del hueso occipital, en la depresión ubicada entre los extremos superiores de los músculos esternocleidomastoideo y trapecio.
Método	Estos puntos alivian mucho la tensión del cuello y los hombros. También son agradecidos en los dolores de cabeza. Es un punto fuerte que se puede manipular con energía siempre que no duela. Sólo hace falta tener cuidado para no tirar del cabello.

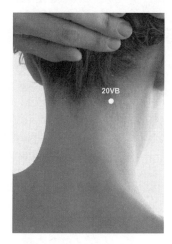

Nombre	6 PC NEIGUAN («Barrera interna»).
Localización	A 2 cun por arriba del pliegue de la muñeca, entre los dos tendones.
Método	Se sitúa a 2 cun por encima del pliegue de la muñeca, justo entre los dos tendones. También ésta es un área fuerte del cuerpo, con tendones potentes, pero no debe presionarse a mucha profundidad porque los tendones duelen bastante.

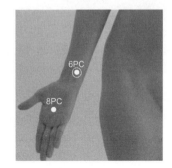

Nombre	3H TAICHONG («Asalto supremo»).
Localización	Parte posterior de la articulación metatarsofalángica. Entre el primer y el segundo hueso metatarsiano.
Método	En la depresión entre la unión del primer y segundo metatarso, es decir, donde se siente que se unen los dos dedos del pie. Es un lugar de uso muy común en acupuntura por sus excelentes resultados. Aquí se puede masajear con más vigor.

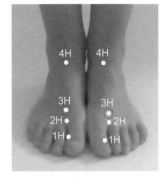

Nombre	26 YINTANG («Vestíbulo del sello»).
Localización	Entre las cejas.
Método	En acupuntura se pincha para relajar a los pacientes pues su efecto es notable. Sirve tanto en niños como en animales. Hay que presionarlo con suavidad y hacer pequeños círculos de una manera rítmica y precisa. Relaja mucho siempre que se haga con suavidad, constancia y ritmo.

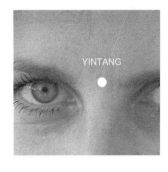

Nombre	4 REN MAI GUANYUAN («Puerta del qi original»).
Localización	A 2 cun por encima de la sínfisis púbica.
Método	Es un punto sensual y placentero si comenzamos con presión poco a poco, ya que si lo hacemos de golpe, la musculatura se tensa en un acto automático de protección y resulta desagradable.

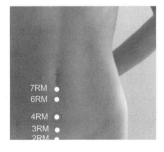

Nombre	4 DU MAI MINGMEN («La puerta de la vida»).
Localización	Debajo de la apófisis espinosa de L2, a la altura de la última costilla flotante.
Método	Hay que encontrar la última costilla flotante y trazar una línea hacia la espalda que coincidirá con la vértebra lumbar 2. Hay quienes son muy cosquillosos en este espacio, pero por lo general todo el mundo agradece un masaje digital bien hecho en este punto. Es un área que hay que mantener abrigada, procurando que no se enfríe. Si duele, trabajar más tiempo del planeado.

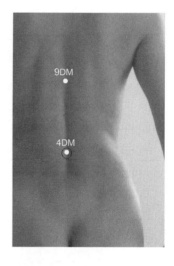

Nombre	6 REN MAI QIHAI («Mar del qi»).
Localización	A 1,5 cun por debajo del ombligo.
Método	Está sólo a 1,5 cun debajo del ombligo. Todos los puntos cercanos al ombligo deben tratarse con respeto y amor, pues estamos cerca del Hara de la persona, de su centro vital de energía, y son puntos cuyo vórtex de energía es muy importante.

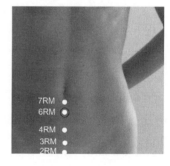

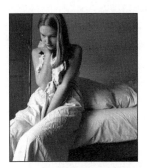

Cómo evitar el molesto dolor vaginal durante el coito

El vaginismo es una disfunción sexual bastante común entre las mujeres que les impide unas relaciones sexuales plenamente satisfactorias. Se trata de la contracción involuntaria de los músculos pélvicos y del tercio externo de la vagina, lo que dificulta enormemente la penetración, haciéndola dolorosa y en muchos casos imposible.

El origen de esta disfunción no es sólo físico. De hecho, en buena parte de los casos se debe a un problema psicológico que limita la respuesta sexual femenina.

La frustración de no tener relaciones sexuales puede causar grandes presiones a la pareja y afectar de manera muy especial a la mujer. Es muy importante resolver la situación emocional y psicológica antes de buscar un tratamiento físico. Cuando el cuerpo de una mujer niega la entrada a su pareja no es por capricho: hay un mensaje muy importante que se debe escuchar.

¿Cómo saber si se tiene esta disfunción? El primer síntoma es una fuerte estrechez vaginal que dificulta mucho el coito o lo impide completamente.

Si la mujer sufre de dolor, no está aún lo suficientemente lubricada o ha tenido una experiencia negativa, siempre será normal encontrar que los músculos de la vagina se cierren —a veces más, a veces menos—. Sin embargo, si la mujer se relaja y se logra la penetración, no habrá ningún problema de vaginismo.

El vaginismo propiamente dicho consiste en la contracción involuntaria de los músculos y, aunque la mujer quiera hacer el amor y esté excitada, la vagina se mantendrá cerrada.

Muchas mujeres descubren esta disfunción de forma totalmente accidental al utilizar tampones para la regla y notar que la vagina se les cierra automáticamente, al ir al ginecólogo cuando su pareja intenta introducir un dedo en los juegos amorosos. Si este problema persiste, se puede dar el caso de que produzca a la vez impotencia en el hombre al sentirse éste responsable de no lograr que su pareja responda a sus caricias.

Aunque una gran parte de los orígenes de esta disfunción se basan en experiencias traumáticas relacionadas con la vagina (violación, recuerdo de enfermedades de transmisión sexual, abortos, etc.), la mayoría de los casos se debe a problemas originados por creencias religiosas, orientación homosexual no realizada, fobias al sexo y a la penetración, así como el miedo al embarazo o enfermedades como el sida. La cura sólo se logra si, de entrada, la pareja no cierra los canales de comunicación y se enfrenta el problema de manera comprensiva.

Curiosamente, muchas de las mujeres afectadas por el vaginismo responden al estímulo sexual de la pareja y disfrutan del sexo (incluso tienen orgasmos clitorianos) mientras no entre en juego la penetración vaginal.

Aparte de la digitopuntura, la acupuntura y la terapia psicológica, también existen tratamientos (los ejercicios de Kegel) que permiten que la mujer recupere el control de los músculos vaginales, con lo que se logra dominar las contracciones voluntarias haciendo que éstas superen a las involuntarias.

Son raros los casos de vaginismo que no se resuelvan satisfactoriamente aplicando tiempo, cariño, ejercicio y buscando las raíces del problema.

Puntos para tratar el vaginismo

Nombre   4H ZHONGFENG («Sello del centro»).

Localización   En el lado interno del tendón del músculo extensor del dedo gordo del pie, a la altura de la prominencia del maléolo interno.

Método   Se encuentra a nivel de la prominencia del maléolo interno, en el lado interno del tendón del dedo gordo. Toda manipulación suave en el tobillo es muy agradecida. Presionar un par de minutos, dejar descansar y volver a presionar de nuevo.

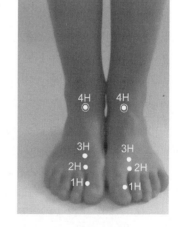

Nombre	2H XINGJIANG («Intermediario»).
Localización	En la comisura entre el primer y segundo dedo del pie, justo antes de la articulación metatarsofalángica.
Método	Un poco más atrás de 1 H, en la comisura entre el primero y el segundo dedo del pie está el 2H. Aquí hay más materia para manipular, pero siendo la comisura, la carne es delicada y el masaje debe ser más sensual que energético.

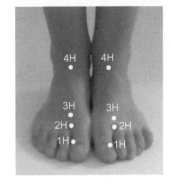

Nombre	2R RANGU («Valle iluminado»).
Localización	En el borde interno del pie, en la depresión que está por debajo del hueso navicular.
Método	Este punto no es precisamente frágil, pero puede dar cosquillas. Así que conviene comenzar con mucho cuidado e ir añadiendo la presión poco a poco.

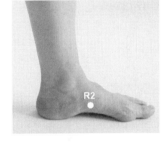

Nombre	3R TAIXI («Gran arroyo»).
Localización	En el punto medio entre el maléolo interno y el talón de Aquiles.
Método	Justo en el punto medio entre la prominencia del maléolo interno y el tendón del calcáneo. Es un punto que se puede manipular con bastante energía, pero dejándolo descansar un poco antes de emprender el masaje de nuevo.

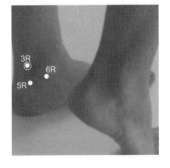

Nombre	6R ZHAOHAI («Mar radiante»).
Localización	A 1 cun debajo del maléolo interno.
Método	Inmediatamente debajo de la prominencia del maléolo externo. Puede ser un punto sensible y también hay que tener cuidado.

Nombre	16R HUANGSHU («Punto *shu* capital»).
Localización	En la zona del abdomen medio, a 0,5 cun del centro del ombligo.
Método	El 16R está justo al lado del ombligo, a 0,5 cun de distancia. Si al presionar no hay un dolor agudo, se puede masajear durante un rato. Si la persona está relajada es muy agradable.

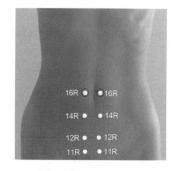

Nombre	9DM ZHIYANG («Llegar al yang»).
Localización	Debajo de la apófisis espinosa dorsal 7, a la altura del ángulo inferior de la escápula. Buscar con la mano la escápula (omóplato) y desde su borde inferior trazar una línea hacia el centro de la espalda que coincidirá con la vértebra dorsal 7, allí está el punto 9 du mai.
Método	Si no hay dolor intervertebral, se puede apretar con fuerza. Si hay algún nudo de tensión muscular, habrá que masajear ese músculo también para reducir el bloqueo energético.

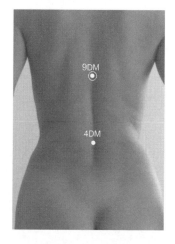

Nombre	12B CHONGMEN («Puerta de la avalancha»).
Localización	A 3,5 cun de la línea media abdominal, por encima de la sínfisis púbica.
Método	Si tomamos la línea media del cuerpo, pues está a 3,5 cun hacia un lado a nivel del límite superior de la sínfisis pubiana. Es decir, tomamos donde nace el pubis y movemos el dedo 3,5 cun a la derecha o la izquierda. Es una zona sensual y sensible. Presionar con delicadeza, dejar descansar unos minutos y volver a presionar esta vez un poco más intensamente.

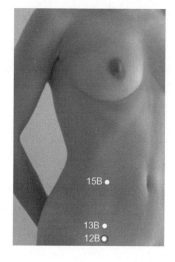

Nombre	13B FUSHE («El hogar de la entraña»).
Localización	Entre 0,5 y 1 cun por encima del borde superior de la sínfisis púbica y a 4 cun del centro del cuerpo, en el pliegue de la ingle.
Método	A 0,5 cun arriba de la sínfisis púbica. Es decir, medio dedo hacia arriba desde el punto anterior B12, a 4 cun fuera de la línea media del cuerpo. Punto agradable y sensual.

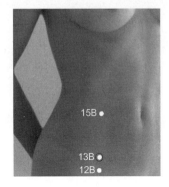

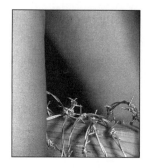

El picor vaginal

En nuestra sociedad moderna, las infecciones vaginales por hongos son tan comunes que se han convertido en la principal razón por la cual las mujeres acuden al ginecólogo. De hecho, el 70 % de las mujeres en edad reproductiva sufren picor vaginal por lo menos una vez en su vida y cerca del 40 % más de una vez. Desde un punto de vista erótico, es bastante negativo para la pareja, pues en una gran mayoría de los casos impide el acto sexual y en casi todas las ocasiones, aunque se lleve a cabo el coito, produce mucha molestia en la mujer.

Las infecciones vaginales por hongos son causadas en la mayoría de los casos por un hongo llamado *Candida*. La medicina occidental considera que es habitual de la vagina y receta cremas y pastillas antifúngicas que alivian en alguna medida el picor pero no lo eliminan, ya que por lo general el foco infeccioso se encuentra en el tracto gastrointestinal y no en la vagina.

De ahí que comentáramos al principio del texto que es una infección muy común en nuestra sociedad, pues viene dada por la alimentación tan rica en azúcar que consumimos a diario. A esto hay que sumarle el uso de anticonceptivos y antibióticos, la diabetes, la falta de higiene, etc.

Los síntomas más comunes son los siguientes:

a. Picor vaginal.
b. Sensación de quemazón.
c. Enrojecimiento.
d. Dolor durante el coito.
e. Ardor al orinar.

f. Descarga vaginal anormal.

g. Secreción vaginal.

Basta con cambiar la dieta y utilizar antifúngicos para corregir el problema. La medicina tradicional china también se encarga de este hongo, aunque desde la perspectiva de la «humedad», uno de los seis factores patógenos externos que vimos antes, y la ataca también desde dos frentes: la acupuntura y la dieta. No obstante, también podemos tratar los siguientes puntos de digitopuntura.

PUNTOS PARA COMBATIR EL PICOR VAGINAL

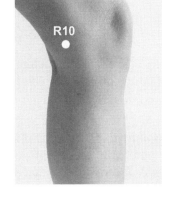

Nombre   10R YINGU («Valle del yin»).

Localización   El punto 10R se encuentra situado en el lado interno del hueco poplíteo, entre los músculos semitendinoso y semimembranoso; con la rodilla semiflexionada.

Método   Punto delicado. No apretar demasiado, más bien masajear suavemente haciendo 10 0 12 círculos pequeños con el pulgar. Dejarlo descansar unos minutos antes de comenzar otro ciclo.

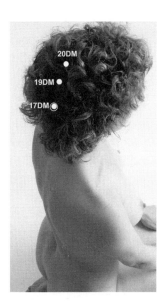

Nombre   17DM NAOHU («Ventana del cerebro»).

Localización   En la cabeza, exactamente a 2,5 cun por encima del punto medio de la línea posterior del pelo, en la depresión del borde superior de la protuberancia occipital externa.

Método   Subiendo por el cuello llegaremos al hueso occipital. Justo en el borde superior hay una pequeña protuberancia y ahí hay que buscar una pequeña depresión, que es el punto 17 de du mai. Presionar con mucha suavidad. Aunque no se esté apretando, la energía de la persona que hace el masaje pasa al «paciente» y el efecto es el mismo.

Nombre	14DM DAZHUI («Gran vértebra»).
Localización	En la espalda, en la línea media posterior, en la depresión ubicada debajo de la séptima vértebra cervical.
Método	Las cervicales son vértebras delicadas; la presión debe ser amable pero sostenida. Que dé seguridad a la persona y cuidando de que no esté demasiado tiempo con la cara inclinada hacia un solo lado.

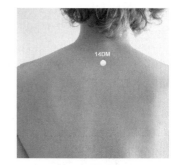

Nombre	10V TIANZHU («Columna celeste»).
Localización	A 0,5 cun por encima de la línea posterior del cabello. A 1,5 cun lateral del centro de la espalda.
Método	Se puede presionar intentando que la persona nos indique el grado que le es agradable. Si hay dolor de cabeza es un punto que relaja y da gusto.

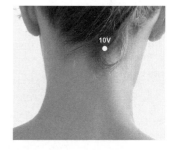

Nombre	3 REN MAI ZHONG JI («Extremidad del centro»).
Localización	A 4 cun por debajo del ombligo, en la línea media del cuerpo.
Método	Se localiza a 4 cun debajo del ombligo. Si la persona es muy delgada, no será tan placentero como para alguien con más carne. En todos los casos es un punto agradable, aunque es conveniente tener la vejiga vacía antes de presionarlo.

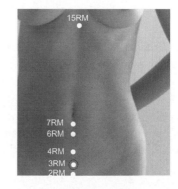

Nombre	4H ZHONGFENG («Sello del centro»).
Localización	En el lado interno del tendón del músculo extensor propio del dedo gordo del pie, a la altura de la prominencia del maléolo interno.
Método	Toda manipulación suave en el tobillo es muy agradecida. Presionar un par de minutos, dejar descansar y volver a presionar de nuevo.

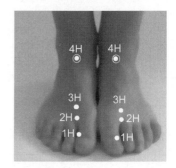

Nombre	2H XINGJIANG («Intermediario»).
Localización	En la comisura entre el primer y segundo dedo del pie, justo antes de la articulación metatarsofalángica.
Método	Un poco más atrás de 1 H, en la comisura entre el primero y el segundo dedo del pie está el 2H. Aquí hay más materia para manipular, pero siendo la comisura, la carne es delicada y el masaje debe ser más sensual que energético.

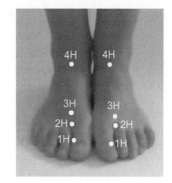

Nombre	1H DADUN («Gran hueso»).
Localización	A 0,1 cun detrás del ángulo exterior de la uña del dedo gordo del pie.
Método	En un espacio muy reducido y sin carne ni músculos, por lo tanto, es poco lo que se lo puede trabajar. Basta con hacer una presión circular con la yema del dedo gordo para lograr que se active energéticamente.

Nombre	6R ZHAOHAI («Mar radiante»).
Localización	Se encuentra a 1 cun debajo del maléolo interno.
Método	Inmediatamente debajo de la prominencia del maléolo externo. Puede ser un punto sensible y por lo tanto hay que manipularlo con cuidado.

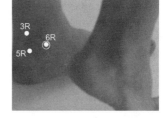

Nombre	3R TAIXI («Gran arroyo»).
Localización	En el punto medio entre el maléolo interno y el talón de Aquiles.
Método	Justo en el punto medio entre la prominencia del maléolo interno y el tendón del calcáneo. Es un punto que se puede manipular con bastante energía, pero dejándolo descansar un poco antes de emprender el masaje de nuevo.

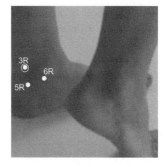

Nombre	2R RANGU («Valle iluminado»).
Localización	En el borde interno del pie, en la depresión que está por debajo del hueso navicular.
Método	Este punto no es precisamente frágil, pero puede dar cosquillas. Así que conviene comenzar con mucho cuidado e ir añadiendo la presión poco a poco.

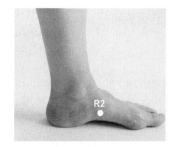

Nombre	41VB ZULINQI («Lágrimas que gotean»).
Localización	En el lado externo del tendón del músculo extensor digital del pie, frente a la unión del quinto y sexto metatarsiano.
Método	Siendo el dedo pequeño del pie, la sensación puede ser desde sensual hasta «cosquillosa». No presionar demasiado, es un punto bastante superficial.

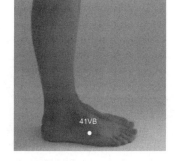

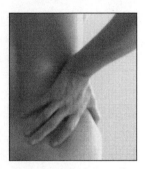

Disfruta de la vida sin dolor de lumbago

La lumbalgia es el dolor de la zona lumbar (la zona de los riñones) causado por alteraciones de los elementos que conforman la columna vertebral, como ligamentos, músculos, discos vertebrales y vértebras. Hay dolores originados en esa zona, como el cólico nefrítico (debido a una piedra de riñón), que no son lumbalgias.

Debido a que, en términos evolutivos, no hace tanto que el hombre camina erecto y a que la vida moderna nos obliga a adoptar una mala posición física (sillas de oficina, automóviles, sofás, camas mal diseñadas, trabajos de pie en tiendas y fábricas, etc.) así comom a la falta de ejercicio, una dieta deficiente y también algunos factores psicológicos, la lumbalgia es un síntoma muy frecuente y que obviamente afecta a la pareja en sus artes amatorias.

Las estadísticas hablan de casi un 80 % de las personas que en un momento u otro padecen dolor en la región lumbar. Es raro encontrar a alguien que no la haya padecido más de una vez a lo largo de su vida.

La columna vertebral consta de tres segmentos bien diferenciados:

a. La sección cervical, que se ocupa de los movimientos y sostiene el cuello.
b. La sección dorsal que junto con las costillas forman el tórax.
c. La sección lumbar, que es el segmento final y el más grueso porque soporta más peso y por lo tanto también el que más lesiones sufre.

La columna está formada por las vértebras, una serie de huesos superpuestos que van desde el cuello hasta la parte final de la sección lumbar. Para evitar que una vértebra entre en contacto directo con la que está inmediatamente arriba o abajo, está separada por un disco intervertebral que además de unirlas fuerte-

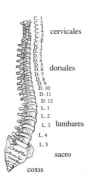

mente (junto con los ligamentos) amortigua las fuerzas provocadas por los movimientos naturales del cuerpo al caminar, saltar, levantar peso, etc.

De entre las vértebras surgen las raíces nerviosas, las responsables de distribuir la sensibilidad por todo el cuerpo. Cuando estos nervios se dañan, como ocurre con la hernia discal, se sufren las ciáticas, es decir, los dolores que el nervio ciático transmite cuando recibe presión de esa hernia discal. Estos discos son firmes y elásticos a la vez. Lo malo es que las lesiones afectan la movilidad de toda la columna.

Todo este sistema estructural se complementa por una potente musculatura que es fundamental para lograr mantener recta la columna. Por todo ello, cuando hablamos de la columna lumbar, en realidad nos estamos refiriendo a ese «todo» que forman el conjunto de las vértebras, los discos, los ligamentos y los músculos.

El lumbago es precisamente la lesión, en mayor o menor medida, de cualquiera de las partes que hemos mencionado. Todo el que ha sufrido un episodio de lumbago sabe que, tarde o temprano le volverá a ocurrir.

El lumbago más común se da cuando, al agacharnos a recoger algo de peso, notamos un «chasquido» seguido de un intenso dolor. A partir de ahí, enderezarnos y caminar es casi imposible y sigue una molesta y lenta recuperación en la cama.

Se considera que un lumbago que perdura más de seis semanas es un lumbago crónico, causa de miles de horas de trabajo perdidas en las oficinas y en las fábricas de todo el mundo... ¡Y qué decir de las miles de horas de placer

Sin embargo, nosotros mismos podemos evitarlo.

Las causas puramente mecánicas son las más frecuentes y se deben en general a la falta de ejercicio y a lo mal que tratamos la columna durante el día y la noche, si bien hay otros factores, como la osteoporosis, los accidentes o la escoliosis, que también contribuyen. Sin embargo, todos son evitables o controlables en cierta medida mediante el yoga, el taichi, la técnica Alexander o bien controlando el peso.

Otro factor muy importante y casi siempre pasado por alto es la alimentación y no sólo porque el sobrepeso es perjudicial para la espalda, sino porque muchos casos de lumbago se deben en realidad a la inflamación de los nervios lumbares a causa de alergias a productos que comemos, generalmente el azúcar y los lácteos, aunque también por la ingesta de ciertas frutas y verduras, como los tomate los pepinos. Todo depende de las intolerancias de cada organismo.

Puede ser difícil saber con exactitud de dónde proviene el lumbago. Sin embargo, hay algunas claves. Por ejemplo, si se agrava cuando se está de pie un buen rato, es probable que sea de tipo mecánico, es decir, un problema físico de la columna. Sin embargo, si aparece sin que se haya hecho ningún esfuerzo especial, habrá que buscar la razón en la comida. Quizás se descubra que un consumo de alcohol o de azúcar excesivo agrava los síntomas. En cambio, si éstos aparecen al hacer un trabajo desagradable, un viaje por obligación, etc., se puede ver con claridad que hay un componente emocional involucrado. Es cuestión de escuchar al cuerpo.

La ciática es una forma de lumbago cuyo dolor, en vez de reducirse al área de los riñones, se manifiesta en la nalga y la parte posterior de la pierna. Algo lógico, ya que ése es el trayecto del nervio ciático, que probablemente está siendo presionado por un disco que está desplazado fuera del eje central de la vértebra.

Una de las causas más frecuentes de lumbago es la afectación del disco intervertebral. Cuando esto sucede, el disco se va agrietando y fragmentando, lo cual hace que bien en su conjunto o una parte de él, pueda desplazarse hacia atrás.

La medicina occidental suele recomendar reposo, analgésicos para el dolor o antiinflamatorios si éste es agudo, además de aplicar calor de forma local. En tres o cuatro días la persona afectada puede volver a su vida normal, lo cual no es bueno, pues precisamente esa vida «normal» es la que produjo el lumbago, por lo que es mejor repasar el tipo de vida que llevamos (posición en el trabajo, horas de conducir, tipo de cama, alimentación, actitud mental) para que no vuelva a ocurrir.

La medicina tradicional china aplica la acupuntura con mucho éxito. El shiatsu, el yoga, la digitopuntura, el qigong, la osteopatía, la natación, etc., son muy eficaces también. Sin embargo, no está de más repetir que en todo desequilibrio lo que es importante no es suprimir los síntomas, sino atacar la raíz del problema, lo cual siempre conlleva un cambio en la forma de vida.

PUNTOS PARA TRATAR EL LUMBAGO

Nombre	6ID YANGLAO («Nutriendo lo viejo»).
Localización	Con la palma mirando hacia el pecho, se encuentra en la parte interna de la apófisis del cúbito, detrás del hueso que sobresale en la muñeca.
Método	Es un punto muy «huesudo» que no es especialmente sensual de acariciar pero es efectivo.

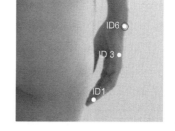

Nombre	3R TAIXI («Gran arroyo»).
Localización	Se encuentra situado en el punto medio entre el maléolo interno y el talón de Aquiles.
Método	Justo en el punto medio entre la prominencia del maléolo interno y el tendón del calcáneo. Es un punto que se puede manipular con bastante energía, pero dejándolo descansar un poco antes de emprender el masaje de nuevo.

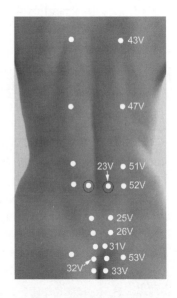

Nombre	23V SHEN SHU («Punto *shu* de la espalda del riñón»).
Localización	El 23V se encuentra en la parte inferior de la espalda, por debajo de la apófisis espinosa de la segunda vértebra lumbar, a 1,5 cun lateral de la línea media posterior.
Método	Si duele es que hay vacío de energía. También puede hacer cosquillas. Es importante trabajarlo con cuidado y dedicarle tiempo ya que tonifica la esencia de riñón (es el Shu de Espalda del riñón), imprescindible para la salud. Mantenerlo abrigado para resguardarlo del frío.

Nombre	25VB JINGMEN («Puerta capital»).
Localización	Bajo la punta de la duodécima costilla, en la parte lateral del abdomen, justo en el borde del extremo libre de la duodécima costilla.
Método	Este punto se sitúa en la punta de la doceava costilla, o sea, en el lateral de la última costilla flotante. Cuidado aquí con las cosquillas. Encontrar la costilla flotante no es siempre fácil, hay que practicar.

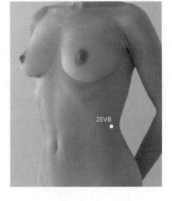

Nombre	26V GUANYUANSHU («Punto *shu* de la espalda de la puerta del origen»).
Localización	A la altura de la apófisis lumbar 5, justo debajo de la apófisis espinosa, a 1,5 cun fuera del centro de la espalda, en el borde inferior de la cresta ilíaca.
Método	Esta zona guarda mucha tensión y cualquier masaje o presión causará un efecto muy relajante. Aquí vale la pena estar un buen rato.

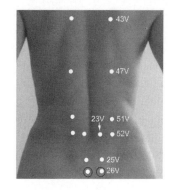

Nombre	31V SHANGLIAO («Grieta superior»).
Localización	En el punto medio entre la espina iliaca posterosuperior y la línea media de la espalda.
Método	Este punto está en el primer agujero del sacro. No presionar muy fuerte pero sí con una presión continua. Apretar y soltar varias veces para que se libere la energía retenida.

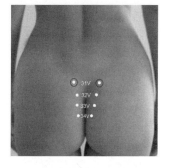

Nombre	32V CILIAO («Segunda grieta»).
Localización	Se encuentra en el segundo agujero del sacro, en el punto medio entre el borde superior de la espina ilíaca y el centro medio.
Método	En el segundo agujero sacro. Al igual que el trabajo en el 31V, conviene que la presión sea suave pero continua. Y apretar y soltar para liberar la energía contenida.

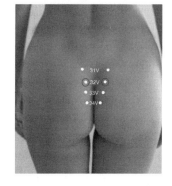

Nombre	33V ZHONGLIAO («Grieta central»).
Localización	El 33V está ubicado justo al comienzo de la separación de los dos glúteos.
Método	Tercer agujero sacro. Este punto es algo más frágil que los dos primeros, de modo que hay que trabajarlo con cuidado.

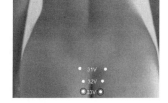

Nombre	34V XIALIAO («Grieta inferior»).
Localización	En la depresión que se halla en la parte superoposterior de la prominencia sacra.
Método	Es el último de los cuatro agujeros sacros y es un punto más delicado que los otros, pues se encuentra cerca del coxis. Presionar con cuidado.

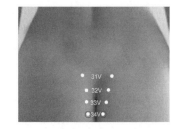

Nombre	57V CHENGSHAN («Montaña de apoyo»).
Localización	En la línea media posterior de la pierna, donde se separan los extremos interno y externo de los músculos gemelos.
Método	Este punto es delicado, sobre todo en las mujeres. Se encuentra justo debajo de los dos gemelos y es bastante sensible. Masajearlo en círculos amplios por toda la zona antes de centrarnos en el punto.

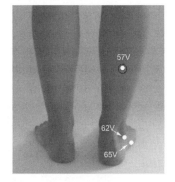

Nombre	65V SHUGU («Hueso unido»).
Localización	En la parte posterior externa de la quinta articulación metatarsofalángica, es decir, un algo más atrás de donde termina el dedo pequeño del pie.
Método	No es un sitio donde se pueda actuar con energía porque no hay mucha carne, por lo tanto mejor presionar suavemente.

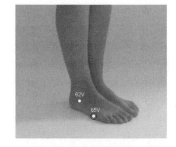

Nombre	30VB HUANTIAO («Saltar el círculo»).
Localización	En la línea donde el trocánter mayor se une al sacro-cóccix. Se divide en tres partes iguales y se sitúa en el tercio medio y externo.
Método	Como este punto está sobre el lateral de la nalga, no hay problema de presionar con normalidad, pues hay carne suficiente para amortiguar los movimientos de la digitopuntura.

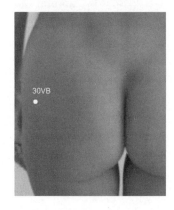

Nombre	4 DU MAI MINGMEN («La puerta de la vida»).
Localización	Debajo de la apófisis espinosa de L2, a la altura de la última costilla flotante.
Método	Hay que encontrar la última costilla flotante y trazar una línea hacia la espalda que coincidirá con la vértebra lumbar 2. Hay quienes son muy cosquillosos en este espacio, pero por lo general todo el mundo agradece un masaje digital bien hecho en este punto. Es un área que hay que mantener abrigada, procurando que no se enfríe. Si duele, trabajar más tiempo del planeado.

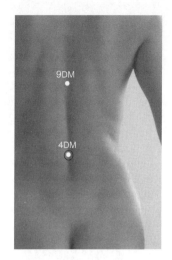

Nombre	40V WEI ZHONG («Centro de la curva»).
Localización	En el centro del pliegue del hueco poplíteo (dentro del hueco de la parte posterior de la rodilla).
Método	Es un punto sensible, sobre todo si la persona ha estado caminando o haciendo ejercicio. Además de presionar el punto 40V, vale la pena masajear todo el hueco poplíteo, si es posible, en las dos piernas simultáneamente.

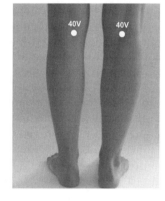

Nombre	26DM REN ZHONG («Centro del ser humano»).
Localización	Entre el labio superior y la nariz.
Método	Es un punto que restaura la conciencia y en caso de desmayo se puede apretar con la uña. Es pues un punto sensible. Es importante cuidar el olor del dedo, por ejemplo en fumadores o quien haya estado cocinando. Lo ideal es ponerse alguna esencia de pachuli o cualquier otro aroma que sea del agrado de la persona que recibe el masaje sobre el punto.

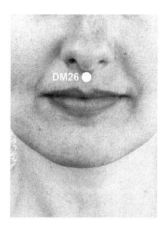

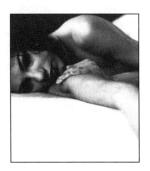

Consigue que tu insomnio se duerma

El insomnio es muy común y afecta la relación sexual de la pareja porque si no hay una buena recuperación energética, ¿cómo se puede tener ganas de hacer el amor?

Dormir bien es de suma importancia para la salud. No se trata tanto de cuántas horas se duerme sino más bien de la calidad de ese sueño.

Hay tres tipos básicos de insomnio. Uno es el conocido como Insomnio de Conciliación, que significa que la persona encuentra difícil dormirse. Muy típico cuando hay ansiedad por problemas económicos o familiares.

Luego está el insomnio de Mantenimiento que es cuando conciliamos el sueño de manera fácil y rápida pero no lo podemos mantener y nos pasamos la noche despertándonos y durmiéndonos.

Y finalmente el insomnio Terminal que es cuando no tenemos dificultades para dormir pero en algún momento de la noche nos despertaremos y ya no habrá manera de volver a agarrar el sueño.

Nada de esto es preocupante y de hecho es bastante normal si solamente nos sucede de vez en cuando, como algo anecdótico y pasajero. Si es habitual y recurrente estamos ante un desequilibrio muy desgastador y que no sólo afecta a las relaciones sexuales de la pareja, si no a la salud del individuo.

Las causas son diversas y muchas veces vienen acompañadas. Entre las más importantes están el estrés, los disgustos, la depresión, el café, la ansiedad, los hábitos de vida irregulares, algunas enfermedades, los fármacos, el alcohol, la nicotina, algunas drogas, el consumo de azúcar y el dolor por accidente o enfermedad. En muchísimos casos es por varias de éstas causas juntas, como por ejemplo trabajar hasta tarde, de manera estresada y tomando café.

Para combatir el insomnio se puede practicar la digitopuntura que aquí aconsejamos y también hay que cultivar los hábitos nuevos como levantarse todos los días a la misma hora, leer un poco antes de apagar la luz, evitar las discusiones antes de ir a la cama, las comidas difíciles de digerir, fumar o trabajar en la cama, ver películas de terror o violentas o hacer ejercicio fuerte dos horas antes de acostarse.

También recomendamos establecer rituales de relajación como un buen baño caliente, un masaje en los pies y más que nada, hacer el amor.

Sobre todo intenta no tomar pastillas para dormir. Los médicos las dan con demasiada facilidad y deben ser usadas solo en casos extremos donde todo haya fallado y donde conseguir un buen sueño reparador pese más que el daño que hacen esas pastillas. Hay muchos remedios naturales que funcionan muy bien. Pregunta en tu herbolistería más cercana, porque hay plantas como la valeriana que van muy bien como sedante y tranquilizante. Se toma en forma de té y también puedes usarla para darte un baño tranquilizante filtrando el agua que resulte del té y echándola a la bañera o directamente poniendo la planta en el agua.

PUNTOS PARA TRATAR EL INSOMNIO

Nombre	19 DU MAI HOUDING («Vértex posterior»).
Localización	En la cabeza, a 5,5 cun directamente por encima del punto medio de la línea posterior del cabello.
Método	Para encontrar el punto 19, primero hay que encontrar el punto 20 de du mai. El 20 está haciendo una línea imaginaria desde la punta más extrema de cada oreja hacia el punto medio del cráneo.

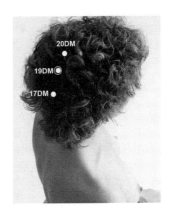

Nombre	7C SHENMEN («Puerta del *shen*»).
Localización	En el pliegue transversal de la muñeca, en el lado radial del hueso pisiforme.
Método	Al masajearlo se siente debajo el hueso pisiforme y el tendón del flexor cubital del carpo. No es un punto delicado pero sí muy importante, así es que aunque parezca un punto un poco «aburrido» vale la pena trabajarlo bien.

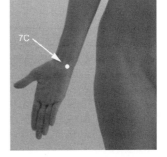

Nombre	6 PC NEIGUAN («Barrera interna»).
Localización	A 2 cun por encima del pliegue de la muñeca, entre los dos tendones.
Método	Se sitúa a 2 cun por encima del pliegue de la muñeca, justo entre los dos tendones. También ésta es un área fuerte del cuerpo, con tendones potentes, pero no debe presionarsc a mucha profundidad porque los tendones duelen bastante.

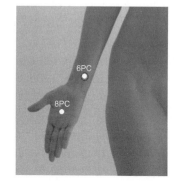

Nombre	6R ZHAOHAI («Mar radiante»).
Localización	Se encuentra a 1 cun debajo del maléolo interno.
Método	Inmediatamente debajo de la prominencia del maléolo externo. Puede ser un punto sensible y también hay que tener cuidado.

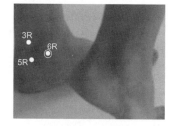

Nombre	10V TIANZHU («Columna celeste»).
Localización	A 0,5 cun por encima de la línea posterior del cabello. A 1,5 cun del centro de la espalda.
Método	Se puede presionar intentando que la persona nos indique el grado que le es agradable. Si hay dolor de cabeza es un punto que relaja y da gusto.

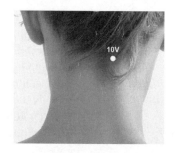

Nombre	43V GAOHUANGSHU («Órganos vitales»).
Localización	En la espalda, por debajo de la apófisis espinosa de la cuarta vértebra torácica, a 3 cun de la línea media.
Método	Este punto está 3 cun fuera de la línea central del cuerpo, más o menos a la altura de la mitad del omóplato. Es un punto sensible pero muy efectivo.

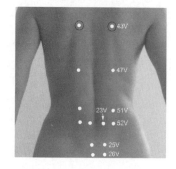

Nombre	62V SHEN MAI («Canal de la hora *shen*»).
Localización	En la depresión que hay a 1 cun por debajo de la prominencia del maléolo externo.
Método	Está en una hendidura pequeñita, casi triangular, debajo del maléolo externo del pie. Aquí prácticamente no hay carne, así es que trabajaremos con delicadeza.

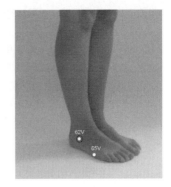

Nombre	20VB FENGCHI («Estanque del viento»).
Localización	A 1 cun por encima de la línea posterior del cabello, entre el agujero occipital y la apófisis mastoide.
Método	Estos puntos alivian mucho la tensión del cuello y los hombros. También son agradecidos en los dolores de cabeza. Es un punto fuerte que se puede manipular con energía siempre que no duela. Sólo hace falta tener cuidado para no tirar del cabello.

Nombre	17 REN MAI SHANZHONG («Centro del pecho»).
Localización	Se encuentra en el pecho, en la línea media, a la altura del cuarto espacio intercostal, en el punto medio de la línea que une ambos pezones.
Método	Aquí no hay mucha carne; no se debe presionar con fuerza pues estamos sobre el esternón. Con delicadeza es un punto sensitivo que da placer. Al presionarlo hay que tener la mente tranquila y dar todo el amor posible, pues el 17RM está en el área de influencia del cuarto chakra, el Chakra Anahata del Corazón.

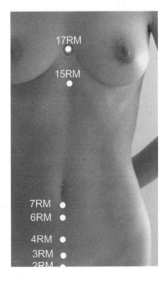

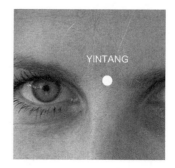

Nombre	26 YINTANG («Vestíbulo del sello»).
Localización	Entre las cejas.
Método	En acupuntura se pincha para relajar a los pacientes pues su efecto es notable. Sirve tanto en niños como en animales. Hay que presionarlo con suavidad y hacer pequeños círculos de una manera rítmica y precisa. Relaja mucho siempre que se haga con suavidad, constancia y ritmo.

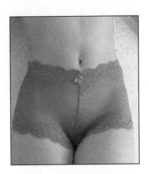

Ten una silueta más sensual

A muchos hombres y mujeres les gustan las personas con exceso de peso, desde esos kilitos de más que marcan las curvas del cuerpo hasta los obesos mórbidos. Pero en las parejas sin sobrepeso, cuando uno de los dos engorda, pueden dañarse los fundamentos amorosos de la pareja, de ahí que sea importante referirnos a la obesidad en este libro.

La obesidad se define como un exceso del tejido graso en el organismo. No hay que confundir el incremento de peso cuando se comienza a hacer ejercicio debido al aumento en la masa muscular con la gordura; y también hay que tener cuidado con la retención de agua por problemas del ciclo menstrual o de una mala dieta.

Si ninguno de estos ejemplos explica la subida de peso, entonces hay que tener cuidado, pues el aumento de grasa corporal puede ser la única explicación. En ese caso, lo que está ocurriendo es que el gasto de energía de nuestra vida diaria es menor que los ingresos que obtenemos de la comida y la bebida. Entonces el cuerpo toma esa energía extra y la acumula en forma tejido adiposo.

Algunas predisposiciones genéticas así como el uso de antidepresivos, tranquilizantes y tratamientos hormonales ayudan a que el sobrepeso se instale en nuestros organismos, si bien lo más común en nuestra sociedad es la falta de nutrientes y el exceso de comida. Al ingerir comida tan deficiente en nutrientes y tan llena de calorías el cuerpo está constantemente pasando hambre nutricia y nos pasamos la vida picando.

En cada ingesta de bollos, patatas fritas, refrescos, pan, frutas en almíbar, chocolates, helados y comida llena de azúcar y baja en vitaminas por los procesos industriales a la que es sometida, el cuerpo recibe calorías pero no nutrientes, con lo cual al poco tiempo nos pide más y así es como engordamos.

El último elemento para asegurarnos la producción de tejido adiposo es vivir una vida sedentaria sin ejercicio. En poco tiempo nos convertimos en gordos.

Claro que existen elementos que empeoran las cosas por sí mismas, como la ansiedad, el dejar de fumar, el alcohol, el hipotiroidismo, el síndrome de Cushing o las enfermedades neurológicas o hereditarias que alteran el centro del hambre y la saciedad, y que se localizan en el hipotálamo.

El sobrepeso no sólo es dañino para la vida amorosa o por cuestiones puramente de estética; también produce complicaciones metabólicas como la diabetes, el aumento de triglicéridos, de colesterol y de ácido úrico, los problemas de espalda, de rodillas, hipertensión arterial y un aumento del riesgo vascular que puede provocar insuficiencia coronaria y accidentes vasculares cerebrales.

Aún hay más, pero no creemos que sea necesario explicar en este libro algo que es de conocimiento general. Sólo basta recordar que debe evitarse el exceso de peso porque es una de las causas de infelicidad y mortandad más graves de nuestra época.

La obesidad es más habitual en las mujeres y por desgracia es algo bastante común hoy en día en los niños y jóvenes «alimentados» con patatas fritas, hamburguesas y salchichas enlatadas. Las pastillas no son el remedio. Las dietas que publican las revistas tampoco, porque cada cuerpo, cada metabolismo es único y requiere de un estudio y de unos consejos nutricionales únicos.

En eso, la medicina tradicional china y la nutrición ortomolecular le llevan una gran ventaja a la nutrición y la dietética que trabajan con dietas comunes para la gran mayoría de las personas y las obliga a pasarse el día contando las calorías de los alimentos. Un ingeniero europeo de cuarenta años no tiene las mismas necesidades que una ama de casa china de veintiséis, ni que un joven de raza negra de dieciocho años o un jubilado catalán de sesenta y siete. El clima, la geografía, la edad, la actividad, la época del año y el metabolismo de la persona esconden la clave sobre lo que se puede o no comer de cara a la obesidad.

PUNTOS PARA AUMENTAR EL SOBREPESO

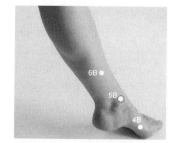

Nombre	5B SHANGQIU («Montículo de metal»).
Localización	En la parte media de la depresión anteroinferior del maléolo interno, entre la prominencia del hueso navicular y la punta.
Método	En esta zona hay poca carne, por lo tanto, presionar con cuidado.

Nombre	15B DAHENG («Gran transversal»).
Localización	A 4 cun fuera del ombligo y directamente debajo del pezón, en el lado externo del músculo rectoabdominal.
Método	Tomamos el ombligo como referencia y nos movemos 4 cun hacia fuera. El B15 está en el punto en donde se cruzarían una línea que saliera del ombligo hacia los costados, con una que bajase desde el pezón. Aquí, si no hay dolor interno, se puede presionar sin preocupación.

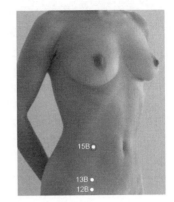

Nombre	7 REN MAI YINJIAO («Cruce del yin»).
Localización	A 1 cun por debajo del ombligo, en la línea media del cuerpo.
Método	A tan sólo 1 cun por debajo del ombligo, es un punto delicado, por lo tanto, la presión se debe hacer poco a poco, convenciendo a la persona de que no hay peligro en nuestros movimientos.

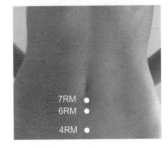

Nombre	20VB FENGCHI («Estanque del viento»).
Localización	A 1 cun por encima de la línea posterior del cabello, entre el agujero occipital y la apófisis mastoides.
Método	Alivia mucho la tensión del cuello y los hombros y los dolores de cabeza. Es un punto fuerte que se puede manipular con energía siempre que no duela. Sólo hay que tener cuidado para no tirar del cabello.

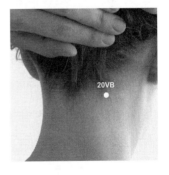

Nombre	25V DACHANGSHU
Localización	A la altura de la cuarta vértebra lumbar, debajo de la apófisis espinosa, a 1,5 cun del centro, a la altura de la cresta ilíaca.
Método	Es un punto que da placer al manipularse porque el músculo sacrolumbar recoge muchas tensiones del día a día que se liberan con la presión.

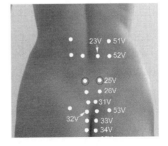

Nombre	B9 YIN LING QUAN («Fuente cerca de la colina yin»).
Localización	Está en una depresión en el borde inferior del cóndilo interno de la tibia.
Método	Es un punto que fortalece el bazo y la circulación. En algunas personas puede dar un poco de cosquillas pero generalmente se puede manipular sin problemas, sólo hay que ser delicado y no presionar fuerte porque el área se entumece muy fácilmente.

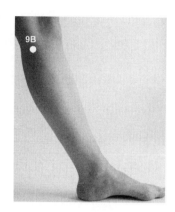

Nombre	9RM SHUI FEN («Reparto del agua»).
Localización	Se sitúa a 1 cun por encima del ombligo, justo en la línea media del cuerpo.
Método	Se traduce como «Reparto del agua», lo que implica que favorece la transformación de líquidos y elimina edemas. Se puede manipular suave o con algo de intensidad, dependiendo de la capa de grasa que haya debajo, pero no hay que olvidar que es un punto muy cercano al ombligo y los movimientos no deben ser bruscos, si no firmes y constantes.

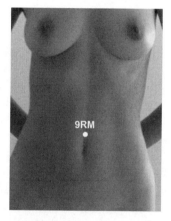

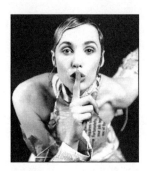

Tu aliento habla por ti

La halitosis o «mal aliento» tampoco es un amigo del erotismo y puede afectar mucho a la vida de pareja, ya que las personas que lo sufren se sienten inseguras e incluso angustiadas en su vida íntima y pública.

El origen de la halitosis, en casi un 80 % de los casos, se debe a problemas de higiene bucal, pues la flora bacteriana normal puede producir sulfuros de hidrógeno y mercaptanos (sustancias volátiles que producen mal olor) que se acumulan en la boca, aunque ésta no es la única causa: el «calor de estómago» (MTC) es otra de las razones.

Si el mal olor se percibe del aire expirado por la nariz pero no del expirado por la boca, se pude pensar en una rinitis o una sinusitis. Si es al revés y el aire que sale de la boca tiene mal olor pero el de la nariz no, entonces la causa radica en la boca, ya sea por una caries infectada, gingivitis (inflamación de las encías), una lengua sucia o residuos de alimentos entre los dientes, si bien, en la mayor parte de los casos se debe a la formación de bolsas en las encías debido a la acumulación de placa bacteriana que segrega unos gases que desencadenan el mal olor.

Si el aire expirado tanto por la nariz como por la boca es fétido, además de algún problema de boca como los mencionados anteriormente, también es posible que haya una amigdalitis o una faringitis, una infección de los bronquios, problemas gástricos (úlceras, por ejemplo), problemas hepáticos o problemas intestinales, como un estreñimiento crónico.

El fumar, sobre todo puros, también produce halitosis, así como aquellas comidas ricas en grasas, cebolla y ajo. Para contrarrestar la halitosis es bueno reducir las grasas y las carnes, aumentar los vegetales y los frutos cítricos como la naranja y el limón, así como comer piña, pero sobre todo cepillarse bien los dientes y hacerse revisiones odontológicas cada seis meses con su respectiva limpieza.

Puntos para combatir la halitosis

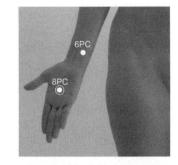

Nombre	8PC LAOGONG («Palacio del trabajo»).
Localización	Se encuentra en el centro del pliegue de la mano, entre el segundo y tercer metacarpiano.
Método	Donde el dedo corazón toca la palma se encuentra el punto PC8. Presionar con energía, da gusto y libera tensiones ocultas.

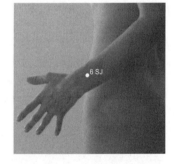

Nombre	6SJ ZHIGOU («Canal ramificado»).
Localización	A 3 cun por encima del pliegue dorsal de la muñeca, entre el hueso cúbito y el radio.
Método	No es necesario apretar mucho en este punto que está entre el cúbito y el radio porque puede molestar después de un rato, pero tampoco conviene que el masaje sea demasiado suave.

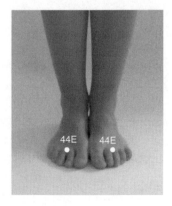

Nombre	44E NEITING («Patio interior»).
Localización	En la comisura entre el segundo y tercer dedo del pie.
Método	En el surco interdigital, entre el segundo y tercer dedo del pie. Es el penúltimo punto del meridiano del estómago. Dependiendo de si la pareja es más o menos cosquillosa, se deberá trabajar con mayor o menor suavidad. En general, es un punto placentero que invita a relajarse.

Nombre	36E ZUSANLI («Tres distancias de abajo»).
Localización	Poner la pierna tensa. Encontrar la prominencia del músculo tibial anterior. 36E está en lo alto de la prominencia en la parte superior del músculo.
Método	Por su importancia y versatilidad, es el punto preferido de muchos autores. En digitopuntura se presiona con intención, aunque cuando hay un bloqueo energético puede doler a la menor presión. Se encuentra a 3 cun debajo de los «ojos» de la rodilla. También se lo encuentra recorriendo hacia arriba con el dedo la tibia, por un surco que llega a una hendidura natural, en donde está el 36E.

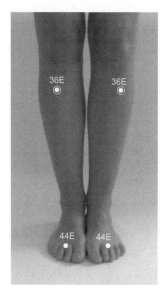

Nombre	4B GONGSUN («Canales *luo* menudos»).
Localización	A 1 cun de la parte posteroinferior de la primera articulación metatarsofalángica, en la unión entre la piel blanca y la roja.
Método	Se encuentra sobre el borde del pie, del lado interno, más o menos a la mitad de la distancia entre el dedo gordo y el talón, más hacia el dedo gordo que hacia el talón. Aquí puede haber cosquillas y es un punto sensible que no es muy cómodo para la mayoría de las personas.

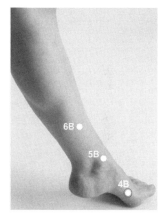

Nombre	3R TAIXI («Gran arroyo»).
Localización	En el punto medio entre el maléolo interno y el talón de Aquiles.
Método	Justo en el punto medio entre la prominencia del maléolo interno y el tendón del calcáneo. Es un punto que se puede manipular con bastante energía, pero dejándolo descansar un poco antes de emprender el masaje de nuevo.

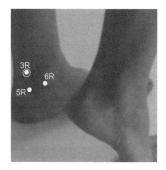

PARTE 3

Un nuevo mundo bajo las sábanas

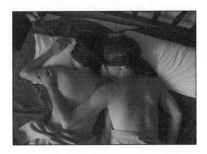

Descubriendo un universo bajo las sábanas

En esta tercera parte daremos nuevas fórmulas, técnicas, ideas y consejos para renovar la vida sexual en pareja porque nos parece lógico que, después de resolver los problemas físicos de los que hemos hablado, intentemos mejorar la vida íntima. Según algunas estadísticas las relaciones sexuales de las parejas duran unos once minutos por término medio, lo cual a todos nos parecerá muy poco.

Para mejorar el placer sexual de la pareja no es preciso aprender técnicas eróticas complicadas, sino dedicar más tiempo a escuchar y conocer a nuestra pareja para lograr una mayor intimidad emocional. Lo más importante del acto amoroso no es el coito en sí, sino lo que sucede antes y después de él. Con esto no nos referimos solamente al juego erótico, sino a la convivencia y el trato que desarrollamos en nuestra vida cotidiana.

Como bien sabemos, el hombre y la mujer ven y sienten el sexo de manera diferente porque todos estamos sometidos a fuerzas genéticas distintas. Para el hombre, el acto sexual se centra en la penetración porque ahí reside el impulso genético. De no ser así estaría en peligro la supervivencia de la especie. El impulso genético de la mujer es algo distinto y, aunque también es muy fuerte su sexualidad, hay cosas que priman por encima de lo genital y entran en el terreno de lo emocional.

Este comportamiento también es una herencia genética para que la hembra de la especie se garantice un entorno donde el crecimiento y el desarrollo familiar sea un éxito y se garantice la supervivencia de la especie. Todo esto implica que la mujer no sólo necesita más tiempo de estimulación para llegar al clímax, sino también un entorno y unas condiciones más complejas que el hombre.

Como esta tercera parte trata sobre el redescubrimiento de la pareja, nunca está de más repasar, aunque solamente sea por encima, el aparato genital externo del hombre y la mujer. Esto no nos va a llevar mucho tiempo y quizás nos ayude a comprender algunas técnicas sexuales de las que hablaremos más adelante.

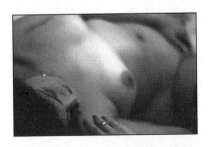

La anatomía femenina

El sistema genital externo de la mujer consta del monte de Venus, los labios mayores, los labios menores, el orificio uretral, el clítoris y el vestíbulo de la vagina.

El monte de Venus está compuesto por tejido graso bajo la piel, se encuentra sobre el hueso del pubis y está cubierto por vello. Es rico en terminaciones nerviosas que, cuando son estimuladas, puede provocar una fuerte excitación sexual. Al comienzo de los años noventa se puso de moda arreglarse este vello incluso haciéndolo desaparecer completamente. Las mujeres que se depilan los genitales acusan un aumento fuerte de la sensibilidad al tacto, al sexo oral e incluso a las sensaciones de la ropa interior. Para obtener una mayor excitación en esa zona, pueden desarrollarse juegos basados en el arreglo o la depilación del vello del pubis y en ciertas prácticas fetichistas, como vestir faldas cortas sin ropa interior o bien llevar lencería de seda, etc.

Los labios mayores son dos pliegues longitudinales que, cuando no hay excitación suelen permanecer juntos, protegiendo los labios menores, la vagina y el orificio uretral. Son sensibles al tacto y pueden estirarse con cuidado, pellizcar, estimular con aceites de masaje, con la lengua, etc.

Los labios menores se encuentran a cada lado de la entrada vaginal, se unen justo por debajo del clítoris y son muy ricos en vasos sanguíneos. Son más sensibles y mucho más delicados que los labios mayores y no se pueden manipular del mismo modo, aunque el sexo oral los estimula y lubrica. Cuando la mujer se excita, se retraen para exponer más el clítoris.

El clítoris es muy parecido al pene en su estructura básica, pues consta de un cuerpo y un glande con un gran número de terminaciones nerviosas y experimenta una erección similar a la del miembro masculino. Lo cubre un fino capuchón de piel. Cuando la excitación es correcta, este capuchón se retira para exponer las terminaciones nerviosas al placer. Si el roce sobre el clítoris es muy fuerte, el capuchón lo tapa y se retrae. El clítoris se encuentra sobre la parte superior de los labios menores, justo donde se unen. Es un órgano muy delicado que hay que aprender a manipular.

Aunque muchas mujeres tienen orgasmos vaginales la gran mayoría de ellas no obtienen un orgasmo si no hay, de una manera u otra, roce o presión sobre el clítoris. Ahí está y para eso es. Pero si el roce no es de su agrado, pierde su erección natural y desaparece, de ahí que tantos hombres digan que no lo encuentran. Sin embargo, ¿cómo no van a encontrar algo que se aprecia a simple vista? Hay que ser menos bruscos y tener un poco de paciencia. Aunque el clítoris se parezca tanto al pene, desde luego no lo es, y si no se trata con sumo cariño... se esconde.

Aunque la vagina es un órgano interno, es preciso nombrarla por su importancia en el coito. Es una bolsa muscular con una longitud de aproximadamente unos 8 o 10 cm y una anchura muy variable. De hecho, cuando no está sexualmente activa, sus paredes están en contacto y la expasión sólo se produce cuando va a haber penetración, de manera que se acomode el miembro masculino.

El primer tercio de la vagina, contando desde la entrada, es muy sensible. De hecho, ahí se encuentra la mayoría de las terminaciones nerviosas. La parte interna sólo tiene receptores de presión, por lo que es menos sensible. En con-

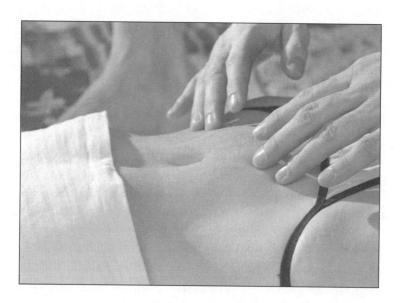

secuencia un pene largo no dará más placer que uno más corto. En todo caso, y dependiendo de la elasticidad de la vagina, es el grosor del pene el que puede dar una mayor estimulación.

La lubricación vaginal, que se presenta durante la excitación sexual, es producida por las paredes internas. Este lubricante natural permite que los movimientos del pene durante el coito sean suaves e indoloros.

Dejemos de lado la cerviz, el útero y las trompas de Falopio —que poco tienen que ver con el coito en sí— y pasemos a los músculos pélvicos, que son fundamentales para las contracciones musculares y que se pueden ver afectados por el parto. Hay ejercicios para fortalecerlos, como es cortar el

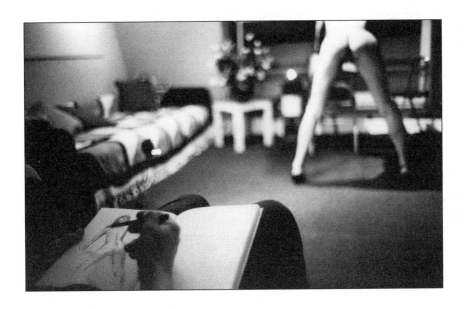

chorro de orina varias veces durante la micción o utilizar unas bolitas de metal que se introducen en la vagina y que, además de dar mucho placer al caminar, sirven para ejercitar los músculos al hacer esfuerzo para evitar que se salgan.

El punto G (cuyo nombre se debe a su descubridor, el doctor Gräfenberg) es más bien una pequeña zona situada en el interior de la vagina y su tacto es parecido al de un botón un poco rugoso, con algo de relieve. Se encuentra detrás del hueso púbico y se localiza con facilidad después del orgasmo, ya que se convierte en una zona muy sensible.

Un buen método para encontrarlo es el siguiente: con las yemas de los dedos hacia arriba, se introducen dos dedos en la vagina (cuando ésta esté bien lubricada y la mujer ya se encuentre en una fase avanzada de excitación)

y se palpa el «techo» del canal vaginal. Aproximadamente a unos tres centímetros de la entrada de la vagina se aprecia una pequeña superficie algo rugosa. Ése el punto G. Para estimularlo basta con hacer unos ligeros movimientos con los dedos hacia delante y atrás. No todas las mujeres tienen este punto
sensible. Los estudios indican que sólo el 30 % lo localizan y lo usan como
punto de estimulación.

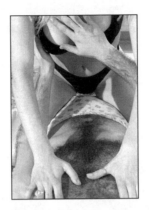

La anatomía masculina

Los genitales externos del hombre son el pene y el escroto. No hay más. El cuerpo del pene, como hemos mencionado anteriormente en el capítulo «Olvídate de los problemas de impotencia», se compone de tres cilindros de tejido eréctil: los dos cuerpos cavernosos, paralelos entre sí, y el cuerpo esponjoso, situado debajo de ellos y que contiene la uretra, por donde se evacua la orina. Durante el periodo de excitación sexual, el tejido eréctil se llena de sangre, poniendo duro y erecto el miembro. En el adulto, el pene tiene un tamaño medio de 6 a 10 cm en estado flácido y unos 2 cm de diámetro. En cambio, en estado de erección, se hincha y extiende, obteniendo un tamaño aproximado de 12 a 18 cm y de unos 3 a 4 cm de diámetro. Estas medidas pueden variar mucho. Por ejemplo, el pene puede tener 15 cm de la largo y 5 cm de diámetro o bien 20 cm de largo y 3 cm de diámetro, o cualquier otra combinación.

Respecto a la eterna angustia masculina sobre el pene sólo diremos que éste es pequeño, demasiado ancho, muy largo, grande, mediano, enorme, o lo que sea, en relación con la vagina de su pareja. De la misma manera, una vagina es estrecha o ancha dependiendo del pene que la penetra. Por lo tanto, si la pareja se acopla sin problemas, todo está bien. No negaremos que hay mujeres que consideran que un gran pene es un aliciente erótico, pero son una minoría y esta apetencia se debe más a una idea que a una necesidad física. La gracia de la «cacería» erótica consiste en que cada uno encontremos a la pareja que nos haga feliz.

El glande es la cabeza del pene y, al igual que el clítoris, se encuentra protegido por un pliegue denominado *prepucio*. En los hombres circuncidados por razones religiosas o tradicionales, este «capuchón» de piel ha sido extirpado.

Hay mujeres que prefieren un pene con el glande siempre descubierto y otras
que no. Lo que es importante saber es que no se puede manipular igual un glande circuncidado que uno que no lo está. Aquellos que carecen de prepucio sopor-
tan un mayor roce con la ropa y por ende pueden soportar un trato más agresivo. Los otros glandes son más sensibles al tacto superficial por estar siempre
protegidos y hay que mimarlos más. Por lo que respecta al placer sexual y el
orgasmo, no hay diferencias.

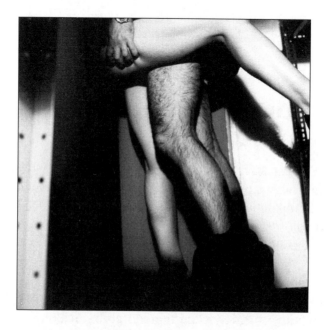

El escroto es un saco de piel que contiene los testículos. Aunque hay hombres a los que les agrada la manipulación del escroto, la mayoría por lo general
la evitan, pues los testículos son muy sensibles y el dolor que pueden producir
es capaz de paralizar al hombre más grande, más fuerte y más musculoso del
planeta.

Ahora que hemos repasado los genitales, podemos regresar a un tema mucho
más interesante: Lo que se puede hacer con ellos.

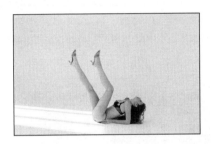

Los cinco pasos hacia el Paraíso

Empezaremos por explicar que existe un esquema predeterminado que nosotros hemos dado por llamar «los cinco pasos al paraíso» y que más o menos funciona de la siguiente manera.

- *Primer paso.* Cualquiera de los dos decide, ya sea por un impulso físico o por una motivación externa, que le gustaría hacer el amor con su pareja.

- *Segundo paso.* Ahora tiene que comunicarle a su pareja ese deseo, ya sea verbalmente o a través de símbolos que la pareja reconoce. Aunque bastaría con decir «hoy quiero hacerte el amor», no está de más recurrir también a los símbolos que cada pareja ha desarrollado: toqueteos, abrir una botella de vino, dejar sobre la mesa un vídeo porno...

- *Tercer paso.* La pareja contesta afirmativa o negativamente, ya sea con palabras o mediante su actitud. Es decir, puede contestar «hoy no, cariño, mañana tengo que levantarme muy temprano», encender el ordenador y ponerse a contestar el correo electrónico o, por el contrario, puede poner música suave y apagar alguna luz.

- *Cuarto paso.* En caso afirmativo, con el lenguaje propio que la pareja ha desarrollado con el tiempo, los dos deciden cómo quieren hacer el amor ese día. Tal vez prefieren que ella aparezca en la sala vestida de cuero con un látigo en la mano o bien que él ponga música romántica y encienda algunas velas.

• *Quinto paso*. La pareja comienza una o varias de las rutinas que ya conoce. Es decir, cada cual le da al otro aquello que cree o sabe que le gusta para que alcance una satisfacción total. Por lo general, todas las parejas, desde las que hacen el amor atadas con cadenas a la pata de la cama hasta las más románticas, tienen dos o tres formas de empezar, de llevar a la pareja al orgasmo e incluso de dar por finalizado el coito, ya sea siempre encendiendo un cigarrillo o poniéndose a recoger la ropa para acomodarla en el armario.

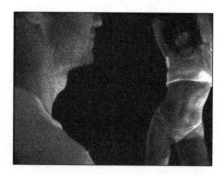

No hay nada de malo en esta estructura. De hecho, es lógico que la pareja intercambie información para saber si le apetece o no y cómo quiere que suceda. La parte dedicada comienza en el último paso, porque aunque esa rutina nos ofrece la seguridad de saber que nos gustará cuanto nos hagan y que, a su vez, gustará cuanto hagamos, al mismo tiempo limita enormemente nuestras posibilidades, pues nos convierte en un tren que viaja rápido y seguro sobre rieles inamovibles que, aunque nos van a llevar a nuestro destino, que es el orgasmo y la satisfacción, también es cierto que la ruta es muy poco flexible y apenas tendrá sorpresas, con lo que después de un tiempo no es de extrañar que nadie quiera «viajar».

Por eso en este capítulo queremos ofrecer algunas técnicas para alegrar ese viaje. No nos detendremos en las fantasías, pues creemos que a ese nivel cada persona es un mundo y que nadie conoce mejor sus laberintos eróticos que uno mismo. Sin mebargo, sí daremos ideas de cómo explorar el cuerpo de la pareja.

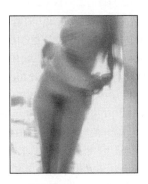

Redescubrir a la pareja

Recordemos con cuánta intensidad se vive las primeras veces que hacemos el amor con una persona. En ese momento todo es nuevo. El olor de la piel, el sabor de los besos, la textura del cuerpo, las sensaciones de las caricias, los gemidos... Pero a medida que pasa el tiempo nos olvidamos de aquellas primeras sensaciones que se van diluyendo en nuestra memoria... hasta que algo las rescata.

Vamos a explicar este concepto con más detenimiento, pues es muy importante para seguir adelante y comprender cómo consideramos a nuestra pareja.

Todo lo que vemos a nuestro alrededor —por ejemplo un gato, un árbol o una casa— tiene ya una «ficha» abierta en nuestra memoria. Cuando vamos al parque y vemos un árbol, en realidad no lo estamos observando, sino simplemente reconociendo, por sus características, como un árbol. En ese momento vamos al archivo de la memoria, buscamos «árbol» y ahí está.

En cambio, aquellos que, como en el caso de los artistas, después del «recuerdo» inicial siguen más allá y se paran a observar el árbol, pueden dibujarlo o pintarlo simplemente porque en realidad lo están observando y no pintando desde la memoria antigua.

Para hacer esta prueba, todo lo que hay que hacer es ir al parque con lápiz y papel para encontrar una árbol que nos guste e intentar dibujarlo. Veremos que el dibujo final tendrá un cierto aire infantil, ya que estamos dibujando de memoria y no con los ojos.

De igual manera tenemos a la pareja en la memoria. Sabemos cómo son sus pechos, su cintura, sus nalgas, su espalda, sus muslos, su pene... Ya no observamos con detenimiento porque creemos que ya sabemos cómo es. Por eso ahora tenemos que volver a descubrir a la pareja. Vamos a aprender a mirar para no depender del archivo antiguo, sino de la realidad.

Hagamos la siguiente prueba. Tomemos una fotografía del rostro de nuestra pareja, lápiz y papel y sentémonos a dibujar. Veremos que el rostro de nuestro ser querido se convierte en una cara infantil. Esto, como hemos dicho antes, se debe a que no estamos mirando con los ojos sino buscando en el archivo de la memoria el significado de ojo, boca, nariz y, debido a que aprendimos a dibujar esos elementos cuando éramos niños, nos encontramos que los dibujamos ahora tal como lo hicimos entonces.

Pongamos esa misma fotografía de cabeza de manera que nuestro cerebro no pueda reconocer con facilidad las facciones. Ahora, al dibujar la cara de nuevo, nos veremos obligados a mirar solamente las líneas y no los conceptos. Seguiremos con la mirada líneas que suben y bajan, van y vienen pero que no tienen lógica. Nosotros las seguiremos con la mirada mientras las reproducimos sobre la hoja.

Cuando terminemos el dibujo y demos la vuelta a nuestra hoja de papel, veremos el gran parecido que tiene nuestro dibujo con la persona que comparte nuestras vidas. El dibujo no será perfecto ni proporcionado, pero será una fiel representación de lo que nuestros ojos veían porque no hemos dejado que el cerebro interrumpiera el proceso y se fuera a buscar las imágenes del pasado.

Es importante anotar que en ese archivo de la memoria donde tenemos los conceptos que hemos aprendido de la vida que nos rodea, también está grabada la información emocional, incuso los ruidos y olores. Es decir, si cuando éramos niños alguien nos tiró a la piscina con la esperanza de que así aprenderíamos a nadar y esa experiencia para nosotros fue traumática, en el archivo «agua + piscina» también estará guardada la emoción perteneciente a ese hecho, de manera que ya de adultos tendremos una sensación rara cuando vamos a la piscina o simple y llanamente padecer un problema relacionado con el agua y la natación. Por eso es tan importante entender la manera en que funcionamos a nivel emocional.

Siendo la sexualidad algo tan primario en el ser humano, es fácil imaginar que todas aquellas cosas que nos dieron nuestro primer placer, todas aquellas imágenes que descubrimos por vez primera, todos aquellos olores que percibimos como nuevos han quedado registrados en lo profundo de nuestra memoria emocional. De ahí que los hombres y las mujeres reaccionen sexualmente a estímulos parecidos a los primeros que tuvieron.

Sin embargo, ¿cómo podemos aplicar esto a nuestra relación de pareja?

Una manera muy efectiva consiste en registrar nuevos datos en nuestro «archivo», volviendo a descubrir el cuerpo de él o ella en su totalidad. Para ello podemos rellenar primero este pequeño cuestionario.

¿QUÉ IMAGEN TENEMOS DE NUESTRA PAREJA Y DE NOSOTROS MISMOS?

A continuación cada uno por separado puntuará cómo se ve a sí mismo y cómo ve a su pareja desde el punto de vista físico, pero también a partir de rasgos de carácter, como el romanticismo o la imaginación erótica. Por ejemplo, la mujer puede poner un 5 a sus senos y dar un 8 al pecho de él, ponerse un 4 en sus nalgas y dar a él un 9, ponerse un 8 en su vientre y dar a él un 3. El hombre quizás puntúe, por

	ÉL	ELLA
PARTES DEL CUERPO		
cuello		
espalda		
estatura		
labios		
muslos		
nalgas		
nariz		
ojos		
orejas		
pecho		
pelo		
pene		
peso		
pezones		
piernas		
pies		
pubis		
senos		
testículos		
vagina		
vello		
vientre		
vulva		
RASGOS		
olor del cuerpo		
textura de la piel		
tono de voz		
ACTITUDES		
actividades de ocio		
cariñosa/o		
espíritu aventurero en la cama		
forma de vestir		
imaginación erótica		
profesión		
romanticismo		
ropa interior		
técnicas eróticas		
otro aspecto importante		

decir algo, los senos de ella en un 9 y su propio pecho en un 6, el vientre de su pareja en un 8 y el suyo propio en un 7, etc.

Cuando la pareja haya rellenado las columnas, podrá sentarse a intercambiar datos. Así ella descubrirá que su pareja tiene mejor concepto de sus senos (9) que ella misma (5) y eso abrirá el debate con el que los dos descubrirán la imagen que tiene su pareja. No es sólo importante que ella sepa que a él le gustan mucho sus senos, sino que él se dé cuenta de que ella no está contenta con ellos. Posiblemente hablando de esto ella se sienta más segura y contenta, se vuelva más coqueta y en tres meses conteste el cuestionario de otra manera.

Por otro lado, en el ejemplo que hemos visto más arriba, el hombre creía que su vientre no estaba tan mal (7), aunque ella ve la situación de otra manera (3). Esto debería abrir un debate para que la pareja analice cómo cada uno se ve a sí mismo y cómo la ve el otro de manera que cambie la información en la ficha mental.

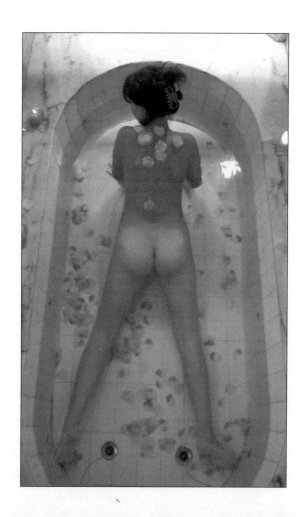

Aparte de hablar de senos y piernas, también es importante mencionar la forma de vestir, tanto durante el día como en la cama; todo lo referente al cariño y las caricias; cómo empleamos nuestro tiempo de ocio; si nos gusta el perfume que usa... Quizás algo tan sencillo como arreglarse el vello del pubis le dé a él una visión totalmente nueva de su pareja. A lo mejor si él dejase de usar esas camisetas a la hora de irse a la cama, se afeitara y usara un perfume que a ella le gustase mucho... Tal vez descubriremos que lo que ella espera es que veas menos fútbol o que le hagas el amor... ¡vestido de futbolista!

Tras haber hecho la encuesta y haber hablado sobre aquello que las preguntas y respuestas de la encuesta han puesto sobre la mesa, podemos pasar a algo más práctico, a unos ejercicios que nos ayudarán a observar con detenimiento el cuerpo de la pareja.

Lo primero, como es lógico, es tener un sitio propio, íntimo, silencioso y cálido donde los dos os sintáis bien, relajados y protegidos. Para redescubrir a la pareja es necesario estar bien, sin que haya teléfonos ni televisores. Ayuda mucho la música relajante, no rítmica. ¿Habéis visto que la música relajante nunca tiene ritmo? Los sonidos rítmicos, como los tambores, son muy sensuales y envolventes, pero también alteran el ritmo interno del cuerpo y son contrarios a la relajación. Nada de música moderna, ni gritos ni guitarras eléctricas ni baterías... La música clásica o la New Age son lo mejor.

En esta sesión que os proponemos de masaje vamos a tocar a la pareja, a acariciarla como si nunca la hubiéramos visto antes. Lo más cómodo es estar desnudos. Acostarse uno frente al otro y esperar unos minutos abrazados, sincronizando la respiración. En este abrazo lo más importante es cerrar los ojos y sentir la energía, el calor de la pareja, recordando qué fue lo que nos unió, volviendo la vista atrás, a esos días cuando nos estábamos descubriendo el uno al otro por primera vez.

Toma nota de cómo respira tu pareja e intenta, muy poco a poco, sin prisa, respirar con el mismo ritmo y profundidad. Con tiempo, sin esforzarte ni pensar en nada, sólo dejando que el cuerpo lo haga todo. A este «no hacer» los chinos le llaman *wu wei*, que significa más o menos «sin hacer», de la misma manera que un árbol no se esfuerza en ser árbol, simplemente es lo que es, sin esfuerzo. De igual modo, éste es el momento en que nuestros cuerpos sincronicen su ritmo interno y no se ocupen de otra cosa que ser.

Pasados unos cinco minutos después de habernos acostado juntos, sentir la energía de nuestros cuerpos y sincronizar la respiración, haremos el siguiente ejercicio. Uno de los dos se quedará tumbado boca abajo y el otro se pondrá de cuclillas a la altura de la cabeza de la pareja mirando hacia los pies. Ahora vamos a repetir el ejercicio de dibujar el árbol o la cara de la pareja pero desde esta nueva perspectiva visual. Vamos a aprender a ver el cuerpo, línea por línea, sin rebuscar en la memoria los elementos que componen el cuerpo. Para ello nos acercaremos a los pies y, muy lentamente, con la yema del dedo índice, dibujaremos cada línea que veamos poniendo mucha atención en observar el cuerpo que estamos acariciando.

Es importante tener conciencia de la textura de la piel de la planta de los pies, de la extensión que los pies ocupan en el espacio, de la geometría de los tobillos, de la forma de las pantorrillas, de los músculos y los tendones que pasan justo por debajo de la piel, del volumen general.

A medida que vamos pasando la yema del índice por todas las líneas que encontramos, podemos hablar con la pareja y decirle lo que estamos encontrando, aunque siempre desde una perspectiva positiva. Aquí no vale hablar de edemas, cicatrices, celulitis, piel seca, etc. porque no es importante. Hay que redescubrir de manera plástica todo el cuerpo, ver su grandeza, sus dimensiones, su peso, su masa y empaparnos de eso.

Mientras este ejercicio se va haciendo, la pareja puede ir hablando. Por ejemplo, si fuese él quien estuviera acariciando con la yema de los dedos la parte interna de las pantorrillas o de los muslos de ella, podría comentar qué parte le gusta acariciar más y ella le podría responder en qué partes le gusta más la caricia, pidiendo que un determinado movimiento se vuelva a repetir, etc. De esa manera, con esa información, los dos estarán sintonizando y sincronizando el nuevo «recuerdo».

Como hemos dicho, empezaremos por la planta de los pies y terminaremos en la cabeza. Esto nos llevará a pasar el dedo por unas regiones más placenteras que otras. En aquellas regiones en que se produce placer podemos detenernos y explorar a nuestro antojo, quizás besando el área, oliéndola para grabar su recuerdo en el archivo mental y una vez que esté la piel húmeda con nuestros besos podemos hacer una inspiración completa de aire para absorber su energía y a continuación expeler ese aire lentamente y a poca distancia del punto donde hemos estado, de manera que la pareja sienta el frescor del aire sobre la piel. Así introduciremos nuestra energía más vital en los meridianos energéticos de la pareja.

Cuando terminemos la espalda, daremos la vuelta a la pareja de manera que quede boca arriba y empezaremos a dibujar sus líneas por la cabeza, pasando por las orejas, las cejas, los ojos, los párpados, la boca y el cuello, bajando por un brazo hasta los dedos, hasta la punta de las uñas, volviendo a subir hasta el centro del cuello para emprender el viaje por el otro brazo. De regreso del segundo brazo, pasaremos a explorar el pecho, deteniéndonos en toda las líneas que veamos y marcando bien las aréolas y los pezones.

Al llegar a la parte genital, si el deseo es muy fuerte en ese momento, podemos utilizar la punta de la lengua para que siga haciendo el trabajo de la yema del dedo índice, dibujando líneas y contornos, aunque sin estar más de tres o cuatro minutos en la misma área. Hay que recordar que todavía falta llegar hasta los dedos de los pies antes de que la persona que ha estado haciendo de dibujante se convierta en el lienzo y su pareja pase a dibujarlo.

Cuando hayamos terminado este ejercicio habremos dibujado en nuestra mente el cuerpo de nuestro compañero o compañera y nos habremos dado cuenta de muchos detalles que desconocíamos, de muchos cambios que han ido ocurriendo, de muchas zonas que teníamos descuidadas. Es el momento para volverse a acostar abrazados, para volver a sincronizar nuestra energía. Con dos o tres minutos bastará para darse cuenta de que la energía ha cambiado, de que ahora somos uno, de que la sensación de pertenecer el uno al otro es más grande y la sincronización de la respiración mucho más fácil.

También el deseo de estar juntos se habrá incrementado, pues de alguna manera nuestro cerebro, al procesar información nueva, tiene la necesidad de usar esa información lo antes posible. También existe la posibilidad de que no se hubiera podido terminar el ejercicio, que un ataque de pasión haya interrum-

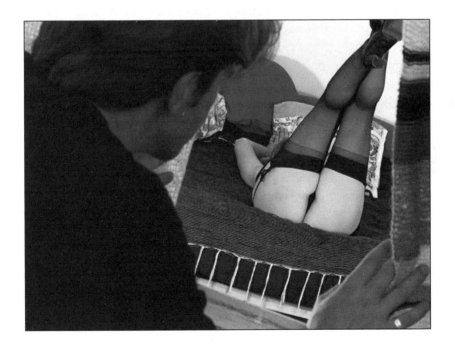

pido la sesión de «dibujo emocional». Estupendo, no pasa nada. Otro día, con calma, se puede empezar de nuevo, y así las veces que haga falta.

Pero supongamos que el ejercicio se ha llevado a buen término y que la pareja tiene ganas de hacer el amor. En ese caso, hay que aprovechar la situación y entregarse a la pasión de la manera que más apetezca, sin pensar en este ejercicio.

La segunda parte de este programa es dejar pasar por lo menos 15 días y volver a hacer el test de puntuación. Seguramente nos habremos olvidado de las respuestas que se dieron la primera vez. Tras contestar a cada una de las preguntas, repasaremos las respuestas, comentándolas y comparándolas con las del primer test, buscando los cambios en la percepción de nosotros mismos y de nuestra pareja.

La siguiente vez en que la pareja vaya a hacer el amor, puede empezar con el abrazo energético, desnudos los dos y respirando juntos unos cinco minutos, pensando cosas agradables sobre la pareja y sincronizando la respiración.

Al volver a hacer esta sincronía, dispararemos el «recuerdo» que la mente guarda sobre la última vez que lo hicimos y traerá a la superficie toda la información emocional que será excitante y positiva, dando un buen comienzo a la relación erótica.

Esa vez ya no hará falta «dibujar emocionalmente» a la pareja, a menos que se quiera hacer voluntariamente o porque no termináramos de hacerlo la primera vez. Lo que haremos ahora será añadir nuevos elementos a nuestro mundo erótico, nuevas técnicas para tener más herramientas con las cuales construir un mundo sensual que nos sea satisfactorio.

Tras redescubrir la sensación de estar con nuestra pareja, quizás valga la pena repasar algunas técnicas para excitar a la mujer. Si se hacían ya, habrá que inventarse unas nuevas (hay muchos libros dedicados a este tema). Si no las hacías, ¿a qué esperas?

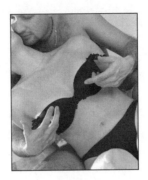

Esto le gusta a ella

Cada mujer es un mundo y el hombre debe ser un explorador y un aventurero incansable, siempre buscando más maneras de hacer feliz a su pareja y averiguando, de la forma más sutil posible, todo aquello que le gusta, que le apetece y que desea. No es cuestión de preguntarle secamente lo que quiere; es cuestión de descubrirlo por cuenta propia y mostrárselo a ella también, pues hay cosas que ella no sabe si no las descubre con tu ayuda.

Hay mujeres que se inclinan más por el sexo romántico y hay quienes quieren ser perseguidas por el pasillo para acabar haciendo el amor encima del televisor. Hay mujeres que les gusta vestirse para hacer el amor y mujeres que les gusta desvestirse para hacerlo. Hay mujeres que quieren oír historias y hay quienes les gusta el silencio. Hay quienes les gusta hacerlo en el balcón porque son exhibicionistas y hay quienes les gusta hacerlo a oscuras. Pero no te engañes, también hay mujeres que unas veces les gusta de una manera y otras veces de otra, ya sea hoy en la ducha, mañana en la cama, el miércoles en el coche, el jueves de pie en la escalera, el viernes vestidas de cuero, el sábado con dos hombres y el domingo con dos mujeres.

Con esto queremos decir que todas las mujeres tienen dos clítoris, o «perlas preciosas», uno en la parte yin del cuerpo, abajo, entre las piernas y otra en la parte yang, arriba, en la mente, y que hay que conocer los dos perfectamente bien para poder actuar de manera sincronizada, es decir, con la seguridad de que estamos estimulando los dos al mismo tiempo y la única manera de que esos dos clítoris estén disponibles para el placer es si emocionalmente la mujer está bien consigo misma, contigo y con el mundo. Encontrar el equilibrio entre el yin y el yang, ése es el secreto.

Cómo éste no es un capítulo para dar técnicas sobre zapatos de tacón ni sobre nudos marineros, sino más bien sobre técnicas sutiles, pasaremos a hablar, primero, de lo que consideramos como una técnica muy importante, que es el masaje del cuerpo entero.

En las instrucciones siguientes explicaremos cómo tocar un cuerpo de mujer y masajearlo de una manera profundamente erótica. Recuerda, sincroniza tu respiración con la de ella y permite que los movimientos de tus manos sean lo más lentos posibles.

Nosotros recomendamos el uso de aceites (de los que hablaremos más adelante), si bien hay mujeres a las que no les gusta y el masaje deben hacerlo de la manera que a ella le guste, por lo que no estará de más preguntar.

Empezaremos por caldear la habitación y asegurarnos de que tenemos a mano los distintos elementos (almohadas, música, velas, aceite si ella quiere, toallas limpias, etc.).

Cuando ella llegue, hay que esperar a que adopte una postura cómoda y empezar el masaje, con suavidad, por los hombros. Fíjate cómo respira y acerca (sincroniza) poco a poco tu respiración a la de ella.

Estate atento a sus gestos de cara, sus suspiros y sus instrucciones. Le estás dando un masaje a ella, estás a su servicio, todos tus sentidos están a su disposición. Si quiere que lo hagas con más suavidad, hazlo como te pide. Si quiere que estés en la misma zona más rato, obedécela.

A medida que vas bajando por la espalda y las nalgas, evita las zonas más íntimas, deja eso para después. Ahora concéntrate en trabajar con un poco más de presión las piernas que son fuertes, con grupos musculares que trabajan mucho y que se cansan con facilidad. A medida que bajas más, sobre todo al llegar a los pies, dedícales mucho tiempo, pues son áreas muy castigadas que requieren más atención y que, a nivel corporal, son muy agradecidas. Piensa que con cada gramo de tensión que desvaneces entre tus manos, avanzas un kilómetro en el camino del placer.

Cuando hayas arrancado suspiros de gusto de tu pareja con el masaje en los dedos de los pies, es hora de que se dé la vuelta boca arriba (decúbito supino) para que recorramos el camino de regreso, subiendo por las piernas hacia los genitales, que no tocarás directamente, sino sólo con roces muy leves, como accidentales, hasta que notes que tu pareja se altera un poco.

Entonces prosigue el camino hacia arriba pasando por los costados hasta llegar a las axilas y rozando, una vez más, como si fuera accidentalmente, los laterales de los pechos. Vuelve a bajar por los costados y lleva tus manos al abdomen. Acarícialo con amor y con suavidad. Estás en el centro energético del cuerpo de tu amada, el *hara*, y hay que hacerlo con cariño y dulzura, siempre siguiendo el giro de las agujas del reloj. Es decir, si estás a los pies de tu

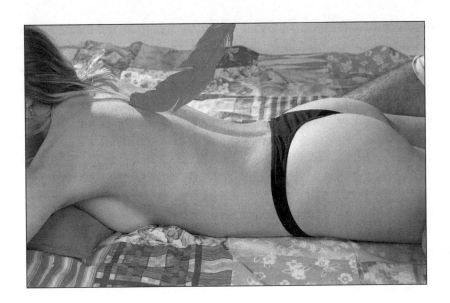

pareja mirándola de frente, moverás las manos hacia la derecha partiendo desde el ombligo.

Intenta que los movimientos empiecen cortos, como si sólo quisieras dar vueltas alrededor del ombligo, si bien poco a poco vas ampliando el giro haciendo un movimiento más amplio, de manera que en cada giro te acerques más al pubis y a los pechos. Cuando el giro ya sea tan amplio que estés pasando la mano sobre el pubis y casi sobre los pechos, regresa poco a poco al ombligo, cerrando el círculo. Pon las manos juntas y sube, en dirección al cuello, abriéndolas de manera que cada mano pase sobre un pecho, pero de manera superficial. El roce sobre los pechos debe ser exquisito, apenas debes rozar los pezones. Cuanto más ligero sea el roce, más la excitarás. La mano sigue hacia los hombros y ahí damos un masaje con más vigor, bajamos las manos desde los hombros a lo largo de los brazos y estiramos los dedos de las manos. Regresamos al ombligo. Repite esta secuencia de masaje unas tres o cuatro veces para que ninguna parte del cuerpo se acostumbre a las sensaciones.

Ahora traza círculos muy suaves con las yemas de los dedos alrededor de los pezones. Toma el pezón entre los dedos y juega muy, muy lentamente con él. Bésalo y succiónalo, pero no estés mucho tiempo, lo justo para intensificar el deseo.

Ahora puedes, por ejemplo, acostarte a su lado para besarle y mordisquearle con mucha suavidad los lóbulos de las orejas y, al mismo tiempo deslizar tu mano entre sus piernas para jugar, con tanta suavidad como antes, con su clítoris. La conexión del san jiao superior con el san jiao inferior siempre funciona muy bien.

Cuando por los gemidos, respiración, etc., veas que tu pareja está respondiendo favorablemente a tus caricias, puedes incorporarte un poco y buscarle la boca. Sincroniza el siguiente movimiento. Introduce tu lengua en su boca muy lentamente, adentro y afuera, adentro y afuera, al mismo tiempo que introduces uno o dos dedos en su vagina. Lo importante es que la entrada de la lengua se corresponda con el movimiento de los dedos para que sea simultánea.

Tras un par de minutos efectuando esta doble penetración, juega con los labios de la boca y también bésale con mucha delicadeza (aquí sí muy, muy superficialmente) el cuello y mientras lo haces, con los dedos que tienes introducidos acaricia el techo de la vagina, de manera que las yemas del índice y del corazón busquen, a unos tres centímetros de la entrada, la zona del punto G que mencionábamos antes.

Pregúntale a tu pareja si le da gusto, si quiere el movimiento más rápido o más lento, y déjate guiar por lo que te diga. No dejes que tus movimientos lleguen a ser predecibles. No dejes que se acostumbre a las sensaciones. Sorpréndela constantemente. Así, después de un par de minutos jugando con su punto G, empieza a sacar muy, muy, muy lentamente los dedos, de manera que ella no sepa hasta dónde vas a sacarlos y vuelve a introducirlos. Haz esto dos veces y a la tercera, cuando ella crea que volverás a introducirlos, sácalos y regresa a jugar con el clítoris. Después de un minuto o dos, vuelve a entrar. Sigue besándola, siempre buscando electrizar la piel, o sea con roces delicados y cuando sientas (o ella te lo pida) que ya es el momento del coito mantén el equilibrio entre poder y fuerza, y entre suavidad y delicadeza, haciendo que los movimientos del coito sean también distintos, como lo eran los de la mano. Recuerda, yin y yang. Ahí está la clave. (Más adelante hablaremos de distintas técnicas de penetración.)

Ahora, si realmente quieres enloquecerla, después de un par de minutos haciéndole el amor, sal lentamente, muy, muy lentamente, y una vez fuera busca los seis puntos que aquí te damos y después regresa al coito. No va a creérselo.

Estos seis puntos tienes que tratarlos con morbo, es decir, ocultando tus intenciones en cuanto a duración, fuerza, ritmo... Si ahora haces algo muy suave, luego hazlo más fuerte; si parece que estás a punto de parar, aumenta el ritmo. Lo importante es que ella no pueda adivinar lo que va a pasar. Esto es parte de la terapia de volver a conocer a la pareja, de volver a hacer que las cosas sean nuevas. ¿Acaso sabías lo que ibas a sentir o lo que ella te iba a hacer durante los primeros encuentros?

Antes de seguir con el coito, busca estos puntos y haz lo siguiente.

• *1H y 1B*. Están en las dos orillas de la punta del dedo gordo del pie. Succiónalos con la boca. (*Véanse* las págs. 194 y 195.)

- *12B y 13B.* Son dos puntos muy sensibles y dan mucho placer cuando los besamos y les pasamos la lengua mientras jugamos con el clítoris o introducimos los dedos en la vagina. (*Véanse* las págs. 77, 78 y 90.)
- *17E.* Es justo en el centro del pezón. Este punto conecta directamente con la vagina. Manipula el centro del pezón y el clítoris al mismo tiempo. Verás como ahora, que ya has estado dentro, es un afrodisíaco insuperable para ella. (*Véase* la pág. 195.)
  Debes tener en cuenta que la sensibilidad de los pezones cambia de un día para otro, así como la del pecho en general, y lo que hoy es placentero mañana puede ser muy doloroso, así es que siempre comienza muy suave y escucha las recomendaciones de tu pareja.
- *18B.* Si tu pareja está demasiado sensible en los pezones, besa ese punto. Se encuentra a dos dedos del centro del pezón. De hecho, toda esta zona lateral, es decir, los costados del pecho, son muy sensibles. (*Véase* la pág. 194.)
- *16SJ.* Este punto se encuentra en el cuello, sobre el músculo esternocleidomastoideo. Bésalo y succiónalo. (*Véase* la pág. 197.)
- *9E y 10E.* Están en el cuello, a la altura de la nuez, a ambos lados de la garganta. Bésalos. Como están situados sobre la arteria carótida, no hay que apretar mucho en ambos lados simultáneamente, por ejemplo con la mano y la boca, porque puede producir mareo. (*Véase* la pág. 195.)
- *27V y 34V.* Esta área es muy sensible también. Vendría a ser el área que separa las dos nalgas, en especial los primeros cuatro o cinco centímetros,

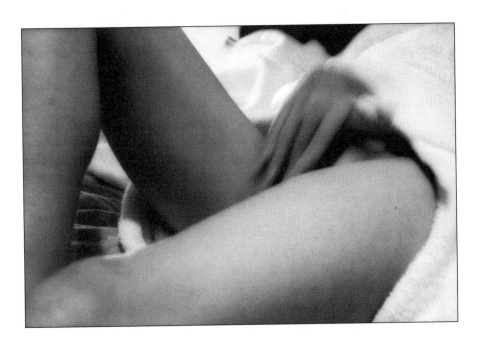

antes de llegar al ano. Esta zona puedes acariciarla mientras besas los puntos anteriores del cuello. (*Véase* la pág. 197.)

- *4RM*. Está a cuatro dedos debajo del ombligo. Es un punto sensible. Acarícialo, bésalo y succiónalo con algo de energía. De ahí puedes pasar al siguiente punto. (*Véase* la pág. 196.)
- *1RM*. Este punto es igual de potente en hombres y mujeres. Está situado exactamente a medio camino entre el ano y el escroto (testículos) en el hombre, y el ano y la horquilla vulvar (comienzo del pliegue inferior de la vagina) en la mujer. Aquí usa la lengua con mucha suavidad. (*Véase* la pág. 196.)
- *37V*. Si ella se retuerce de placer y le gusta estar boca abajo, aprovecha y bésala en este punto, a medio camino entre el pliegue de la nalga y el centro de la fosa poplítea, que se encuentra detrás de la rodilla. (*Véase* la pág. 197.)

Ahora regresa al coito y te encontrarás que tu pareja está a un nivel de excitación más parecido al tuyo. Adelante, ¡a disfrutar los dos!

Si en vez de ser el hombre el activo fuese la mujer la que quisiera estimular al hombre, los puntos que hemos mencionado también funcionan para los hombres, aunque muchas veces con menos intensidad. Sin embargo, si antes de estimularlos la pareja le da un buen masaje de espalda que relaje a nivel profundo los músculos, el hombre será mucho más receptivo a las sensaciones sutiles. Así como la sensibilidad sensual de la mujer está más repartida y la del hombre algo menos, tenemos la ventaja de que su zona genital es muy sensible. Por zona genital no hablamos de los órganos genitales solamente, si no de la zona que los rodea, en especial el punto 1RM (entre el ano y el escroto), así como el escroto mismo y la parte inferior del pene, o sea la zona yin del pene.

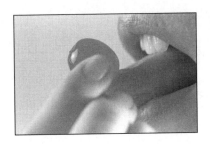

Esto le gusta a él

Para estimular sensualmente la zona yin del pene se puede hacer lo siguiente.

Estando el hombre acostado sobre sus espaldas, se toma el pene y se coloca recostado sobre el abdomen, de manera que quede expuesta la parte interna del mismo. La mujer entonces apoya una mano con suavidad sobre el glande (la cabeza) para sujetarlo en posición contra el vientre. Ahora la mujer tiene a su disposición la zona más sensible del pene después del glande, la zona yin del pene.

Si la mujer tiene las uñas largas, podrá hacerle caricias muy suaves. El pene es un músculo fuerte que aguanta caricias bruscas pero al mismo tiempo también muestra muchísima sensibilidad ante estímulos apenas perceptibles. La única área con la se que debe tener cuidado es el glande, ya que es extremadamente sensible. Acariciar con las uñas esta parte tan vulnerable es muy excitante. También se puede lamer, de arriba a bajo o viceversa. Si se lame en dirección al glande, se puede terminar el recorrido con una rápida y húmeda succión. Si es hacia abajo, con una más suave en los testículos.

Esta zona interna del pene también se puede estimular con los cabellos de la mujer, con plumas, con seda, con hielo, con miel...

La segunda zona más potente es la que rodea el ano. Al estar cubierta de vello es muy fácil de estimular: basta con acariciar el vello y dejar que éste transmita las sensaciones dentro de la piel. Al acariciar los vellos producimos que los músculos acoplados a cada capilar se tensen.

Recomendamos la técnica del reloj, en la que se pone la yema del dedo en lo que vendrían a ser las doce, si el área alrededor del ano fuese un reloj, y se recorre, lentamente, toda la «esfera» hasta llegar otra vez a las doce. A continuación

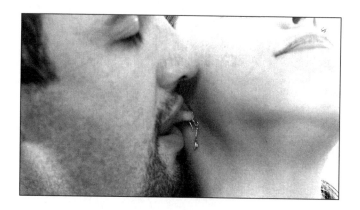

se da un ligero soplo sobre el área. Hay quienes aprovechan las «campanadas» de las «doce» para hacer una docena de ligeras introducciones del dedo en el ano. Las variantes ya dependen de cada cual.

Regresando al pene, en realidad lo que más le gusta es cuando la mano de la mujer se desliza de arriba a abajo y lo masturba. Si la situación se sale de órbita, la mujer puede reprimir el orgasmo presionando con fuerza el punto RM1 entre el ano y los testículos.

Para terminar, la mujer puede sentarse sobre el miembro, primero intentando que su peso no se apoye en el hombre, solo bajando y subiendo, como si succionase el pene con la vagina. La forma adecuada para hacer esto es la siguiente: al bajar la mujer, relaja todo lo que puede los músculos de la vagina y al subir, los tensa todo lo que puede. Cuando el hombre esté muy excitado, se puede sentar plenamente, con todo el peso y quedarse inmóvil unos segundos esperando que crezca el deseo del hombre y finalmente, inclinarse un poco hacia delante para levantar la cadera y permitir la entrada y salida del miembro.

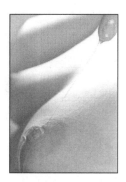

El masaje con aceites esenciales

Todo lo que hemos descrito hasta ahora empezó, si recuerdas bien, con un simple masaje. Ya que el masaje es algo tan importante en la relación de cama, veamos cómo podemos mejorarlo utilizando aceites esenciales.

Los aceites esenciales tienen propiedades extraordinarias y crean efectos maravillosos en la mente y el cuerpo que se suman al efecto natural del masaje. Las manos se deslizan con más facilidad sobre el cuerpo y la sensación general es más cálida, mucho más agradable y, sobre todo, más sensual.

Ahora que la aromaterapia es tan popular, es muy fácil encontrar aceites de buena calidad, si bien es importante que al comprarlos confirmemos que huelen igual que la planta de donde proviene, ya que si no es así, resultarán de baja calidad y procedan quizás de una segunda destilación.

El precio es otro indicativo, pues un buen aceite será más caro que uno de baja calidad. Busca que las esencias vengan en envases de cristal, y sobre todo, bien protegidos de la luz para que no pierdan sus cualidades terapéuticas.

Para preparar la mezcla no conviene usar más de cuatro aceites esenciales a la vez y siempre deben diluirse en aceite vegetal, el más apropiado para el masaje.

Por supuesto, puede usarse sólo un aceite esencial en vez de varios, pero una combinación nos permitirá fortalecer la mezcla y darle equilibrio, y así aumentar su eficacia. Mediante diversas combinaciones, podemos conseguir, por ejemplo, tranquilizar la mente e incrementar la excitación sexual al mismo tiempo.

El aceite de oliva tiene propiedades curativas únicas pero es muy viscoso y no se absorbe con facilidad, por lo que no es muy recomendable para el masaje sensual. De los aceites vegetales quizás el más adecuado sea el aceite de girasol. Lo normal es usar un 95 % de aceite vegetal y un 5 % de aceites esenciales.

ACEITES TRANQUILIZANTES	ACEITES VIGORIZANTES

Toronja, lavanda, angélica, limón, mandarina, madera de cedro, pachulí, abedul, apio, manzanilla, naranja, incienso, perejil, jazmín, hojas de laurel, rosa, agua de rosas.
 	
    Por lo general la mayoría de los aceites cítricos tienen un efecto calmante sobre la mente y el cuerpo.
	Menta, eucalipto, cedro, jengibre, el limón, mandarina, caléndulas, pimienta negra, trébol, tomillo, canela y romero.
	    Las esencias que pueden estimularnos sexualmente son las de: rosa, jazmín, pachulí, madera de cedro y jengibre.

Con todo, conviene tener en cuenta que algunas esencias, aun siendo relajantes o de cualquier otra índole, pueden excitarnos sexualmente si su aroma nos recuerda una sensación especialmente grata, como el perfume de aquella primera vez.

Las esencias también se pueden poner en la bañera para que se evaporen e impregnen el vaho del cuarto. Otra técnica consiste en poner gotas de esencias en quemadores especialmente diseñados para que al calor de una llama o incluso de una bombilla de luz desprendan el aroma de la esencia en la habitación donde la pareja tiene sus encuentros.

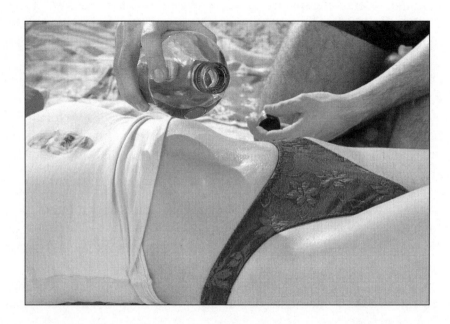

Tras hacer el masaje, estando las terminaciones nerviosas al rojo vivo y las hormonas hirviendo, es hora de que el Dragón de Fuego entre a la Cueva Silenciosa.

CÓMO PREPARAR UN BUEN ACEITE DE MASAJE

- 100 ml de aceite de almendra dulce
- 50 ml de aceite de coco
- 5 gotas de ylang-ylang
- 10 gotas de esencia de lavanda
- 12 gotas de esencia de cedro
- 10 gotas de esencia de naranja agria

Si la piel de tu pareja muestra heridas, quemaduras, áreas rojas o alguna vena muy inflamada no uses esencias en esa zona. Además, siempre deben diluirse en un aceite vegetal que sirva de base.

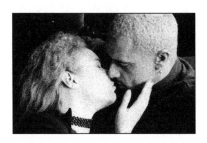

Cuando el dragón de fuego entra en la cueva silenciosa

Antes mencionamos que hablaríamos de la penetración y de cómo hacer que ésta sea una novedad. Conviene aclarar que el coito, en el sentido estricto de la palabra, culmina en la penetración, aunque se puede hacer el amor sin necesidad de penetración.

Pero, ¿qué es la penetración? Desde un punto de vista estricto, consiste en introducir el pene en la vagina para provocar el orgasmo. ¿Eso es todo? Aparentemente sí. Pero hay más. De hecho, ese gesto tan habitual y al cual no se le da mucha importancia es en sí toda una técnica amatoria.

El «secreto» es que el hombre alterne las distintas formas de penetración pasando de las más superficiales a las más profundas. La tradición taoísta sabe mucho al respecto. Por ejemplo, hay una técnica donde se alternan nueve penetraciones superficiales con una profunda. Se repite varias veces modificando ligeramente el ángulo de penetración cada vez y también cambiando el ritmo.

Hay diversas formas de penetración.

a. *La penetración en la que la mujer interpone su mano entre el pene y la vagina.* De este modo, el hombre experimenta un mayor roce y un cambio de presión. Es decir, la mujer pone la palma de la mano plana contra el hueso del pubis y separa el dedo índice del corazón. A medida que el pene entra, ella puede cerrar o abrir más los dedos para crear una entrada falsa. Esta técnica es muy buena para ayudar al hombre a mantener la erección pues «estrangula» un poco el pene y mantiene la presión sanguínea. También es muy útil en situaciones donde el pene no llena y expande bien la vagina, ya sea porque ésta tiene los músculos muy blandos o porque el pene es muy delgado para esa vagina en particular. También le da a la mujer control sobre los empujes de la pareja y en casos donde el pene sea muy largo para la vagina.

b. *La penetración donde el pene no entra en línea recta sino en sentido oblicuo.* En este caso se produce una mayor frotación en la parte superior de la vagina, justamente en el área más cercana al clítoris. El aumento de la fricción ayuda a la eyaculación.

c. *La penetración que produce una fricción mayor en la entrada de la vagina que en el interior.* La clave es entender que no todas las vaginas son iguales y que debido a que la mayoría de las terminaciones nerviosas están en la entrada, lo que pasa en el fondo de la vagina no tiene mayor importancia, pero sí lo que ocurre en la entrada.

d. *La penetración que al llegar al fondo se detiene.* El hombre entonces cuenta hasta nueve y se retira. Repite esta acción nueve veces, luego sale, prosigue el juego sexual (besos, caricias, sexo oral, etc.) y vuelve a entrar y hace el amor de forma normal. Para entonces la mujer estará más receptiva y le será más fácil llegar al orgasmo.

A algunas mujeres les gusta una penetración muy suave y a otras más brusca. Las hay que «sufren» más si el hombre entra paulatinamente, a intervalos muy cortos, se detiene tras cada paso, y al llegar al final sale de golpe y vuelve a iniciar el juego de la penetración.

Cada pareja debería experimentar distintas formas de penetración. Cuanto más tiempo lleven juntos, mejor, pues es posible que hayan adquirido un hábito que ya no se cuestionan. Se trata de que todo vuelva a ser nuevo y esforzarse por sorprender a la pareja. El coito siempre será igual, se mire como se mire, pero la experiencia de vivirlo puede ser nueva.

En cuanto a las posiciones, en realidad sólo hay cuatro variantes, si bien pueden combinarse de diversas maneras.

Si hablamos de coito solamente hay una cosa que se puede hacer: introducir el pene en la vagina. No hay más. Claro que se puede hacer de dos maneras distintas: por delante y por detrás. A partir de ahí, podemos encontrar al hombre sobre la mujer, la mujer sobre el hombre, los dos de lado, él detrás de ella, etc.

No es éste un libro sobre posturas eróticas, por lo que si se siente la necesidad de experimentar, no estará de más comprar material didáctico para ayudarse. Nosotros, en cambio, hablaremos aquí de algo que no sale en los libros de poses sexuales. Aquello que los taoístas denominan «beber del vasto manantial» y nosotros, «hablar con la cueva silenciosa».

Hablando con la cueva silenciosa

Esta expresión es mucho más poética que cunnilingus, ¿verdad? Esto demuestra que una misma acción puede contemplarse desde distintos puntos de vista. En este caso, hacer el amor con la boca a la cueva silenciosa para provocar «la marea del yin», es decir, el orgasmo, es la manera más sensual de acercarnos al sexo oral, que es el acto de usar la lengua y los labios para dar placer a los genitales de la mujer.

Las estadísticas muestran que al 68 % de las mujeres les gusta el sexo oral. En el otro 32 % están las mujeres cuya educación religiosa no les permite disfrutar de su cuerpo, las que presentan inseguridades físicas y las que no lo disfrutan porque su pareja no es buena en esa materia.

La mejor técnica es la que la mujer pida. No hay una fórmula mágica, si bien hay que llegar a la Cueva con cuidado para no asustar al «gran grito» o «marea del yin», trabajar de una manera paciente y rítmica, sin prisas, disfrutando de la labor, aplicar una presión ligera pero firme, estar muy cómodos, con buena temperatura y, por supuesto, tomarse todo el tiempo que haga falta.

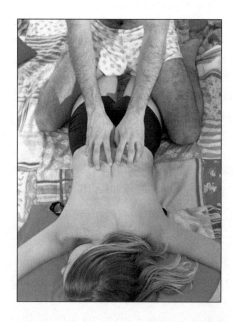

A pesar de que la lengua y los labios son los elementos más activos, hay que utilizar las manos también, y hacerlo para acariciar las nalgas, el vientre, el pubis, los senos y los muslos. O sea que no hay que centrarse solamente en la vagina.

Comienza la estimulación del clítoris (perla preciosa) con suavidad, sin asustarlo. Evidentemente, hay que afeitarse para evitar que las rozaduras irriten un sitio tan delicado. No obstante, a algunas mujeres les excita mucho la sensación de rugosidad producida por la barba.

Por otra parte, hay que moverse con suavidad pero con firmeza.

Se puede empezar besando los muslos, acercándose a la vagina pero pasando de largo. Tras otra aproximación, se vuelve a desviar el rumbo hasta llegar primero a los labios mayores, que deben recorrerse de arriba abajo con suavidad, lubricándolos. Poco a poco, hay que intentar acercarse a la puerta de la cueva, jugar con los labios menores y rodear varias veces la entrada vaginal. Si está húmeda, se introduce un poco la punta de la lengua en la vagina, se entra y sale tres o cuatro veces y se regresa a los labios menores. Se asciende con cuidado siguiendo la línea de los labios y al llegar donde éstos se juntan, se notará el clítoris, ahora tenso y erecto, con el que se jugará delicadamente. Hay que lamerlo con amor, moverlo, frotarlo con la punta de la lengua y estar atento, muy atento a la pareja.

Si no hay movimientos de cadera, ni gemidos, ni acaricia el cabello con la mano, ni la entrada de la vagina está húmeda, el juego no está haciendo efecto. Quizás hay ruido en la casa, hace frío, está incómoda... Conviene averiguarlo, pero sin preguntarle nada, porque parecerá que se la culpa de algo que probablemente hace mal el hombre. Es preciso pensar si puede haber algo que la está distrayendo. Si no lo hay, se le puede preguntar si prefiere que se la toque con la mano, si desea que se la acaricie mientras se le hace el amor con la boca... De este modo ella se dará cuenta de que su compañero ha notado que algo no funciona y dirá lo que quiere.

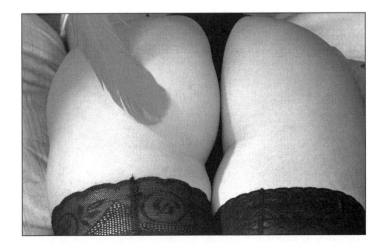

Si, por el contrario, todo va bien, hay que estar atento a su respiración, sus gemidos, sus movimientos, etc., para saber si quiere que el ritmo sea más rápido, más lento, más fuerte o más suave.

Si toda el área de la vagina está muy húmeda, se puede soplar de vez en cuando a lo largo de los labios. La sensación es placentera y permite descansar unos segundos. Una buena sesión de sexo oral suele fatigar mucho los músculos de la lengua.

Otros detalles que puedes considerar mientras hablas con la cueva silenciosa son los siguientes:

a. Estirar ligeramente los labios mayores para estimular más el área (también se pueden mordisquear un poco).

b. Aunar el sexo oral y las caricias en los pechos, pubis o ano ayuda mucho a que el gran grito salga feliz de la cueva silenciosa.

c. Mientras se succiona el clítoris, y haciendo unos cuantos malabarismos, se puede jugar con la entrada de la vagina (donde están casi todas las terminaciones nerviosas) e introducir los dedos.

d. No es recomendable jugar con un vibrador en su clítoris porque no sólo es mejor que la lengua, sino que, si entra en contacto con los dientes, produce una sensación muy desagradable. En cambio, sí que puede introducirse el vibrador mientras se le succionan los labios de la vagina y el clítoris.

En el momento del orgasmo conviene intensificar la acción, aunque después de los primeros cinco o diez segundos hay que aligerar la presión y el roce porque toda la zona será muy sensible y convertir lo que antes era placer en algo muy desagradable. En muchos casos, cuando ella tiene un orgasmo, él está tan estimulado que no sabe cómo detenerse. Debe tenerse en cuenta que en ese momento ella comenzará a relajarse y, en lugar de estimular su vagina, habrá que acariciale las piernas, la cara, el pelo…

Ahora le toca a él.

DOMANDO AL DRAGÓN DE FUEGO O TALLO DE JADE

La felación tiene gran aceptación entre los hombres. Aunque es mucho más fácil de hacer que un cunnilingus, es más complicada porque no sólo entran en acción las terminaciones nerviosas del glande, sino toda una serie de elementos psicológicos.

Por lo general, a las mujeres les gusta domar al dragón de fuego porque da placer a la pareja y porque en cierta manera implica una sensación de poder sobre el otro, ya que en cierto modo puede intensificarse y dominarse el orgasmo del hombre.

Sin embargo para algunas mujeres implica un sometimiento y puede ser percibido como algo humillante. Ninguna pareja que se ama y se respeta puede sentirse humillada por hacer algo que alegre a su pareja. Si recibir el pene del ser querido con la boca es algo negativo, habrá que trabajar mucho esa parte emocional.

Otro asunto delicado para algunas parejas es la eyaculación del varón. A algunos hombres les gusta eyacular en la boca de su pareja y hay mujeres felices de recibir la semilla de su amado. Pero los hay que no. Siempre hay que respetar a la mujer. Si a ella no le gusta, no se debe hacer porque ella sufriría más haciéndolo que lo que puede «sufrir» un hombre eyaculando fuera de la boca o aprovechando la situación para hacerlo dentro de la vagina. Sin embargo, si se quiere hacer, hay que saber que es inocuo y que no pasa absolutamente nada por ingerir semen. De hecho, lo más contaminante que hay son los besos en la boca. Lo demás no es nada comparado con eso.

Desde un punto de vista práctico, lo que las mujeres más valoran es la limpieza. Ellos, que la mujer tenga cuidado con los dientes. Las dos posturas son muy comprensibles.

La mujer puede succionar el pene y además usar las manos al mismo tiempo, de manera que toda la atención se la lleve el dragón de fuego, o también puede dispersar la energía usando las manos en partes más alejadas... o incluso en ella misma.

Respecto a las posturas, el hombre puede recibir el sexo oral mientras ve una película, lee el periódico de pie o nada bajo el agua. Con esto queremos decir que a menos que él muestre una preferencia muy marcada, estará feliz de que su pareja intente domarle el dragón de fuego como sea.

Las zonas más sensibles del pene son los alrededores del glande, en la unión del frenillo con éste y en el orificio extremo de la uretra. Si el hombre ha mantenido la piel del prepucio (es decir, no ha sido circuncidado), hay que retirar la piel con cuidado para exponer el glande a las caricias. Hay que empezar con suavidad porque hasta que el hombre no llegue a un grado fuerte de excitación, el roce sobre el glande puede ser algo molesto y el dragón puede huir.

¿Cuál es la mejor forma de hablar con el dragón de fuego? Como si la boca fuese una vagina. Tiene que ser suave y blanda pero apretada. Húmeda y deslizante pero con agarre. Los labios de la boca de la mujer deben ser un anillo muscular que recuerde la entrada vaginal y deben cubrir la dentadura de ella para que en el ir y venir del pene dentro de la boca el hombre no note los dientes. ¿Hay dientes dentro de la vagina? Pues eso, suavidad y agarre, humedad, presión... y ritmo.

Si la mujer se siente incómoda introduciéndose el miembro hacia la garganta puede dirigirlo hacia los lados de la boca para que golpee en el interior de las mejillas, flexibles y suaves.

MÁS JUEGOS CON EL DRAGÓN

Prueba a ver si a tu pareja le gusta que le mordisquees los costados del pene, que le succiones con fuerza sólo el glande o bien todo el pene, que recorras todo el miembro dándole besitos, que lo lamas desde los testículos al glande y del glande a los testículos, que lo metas íntegro en la boca y le hagas una salida muy estrecha con los labios o incluso un poco con los dientes, que lo masturbes con la mano mientras le succionas el glande, que juegues con su ano mientras le succionas el pene, que le chupes el pene con un cubito de hielo en la boca, que te frotes el glande contra los labios cerrados...

El beso

El beso es la más humilde expresión de amor y abarca desde un acto social como besar en la mejilla a alguien que se presenta como provocar las más profundas emociones sexuales en la pareja.

Nadie nos enseña a besar. Parece ser algo bastante natural en nosotros. Sin embargo, así como la moda de arreglarse el pubis, hacerse tatuajes o *piercing* va modificándose con el paso del tiempo, el besarse también va cambiando de forma de ser. Si antes veíamos a Bogart besar con los labios cerrados y con fuer-

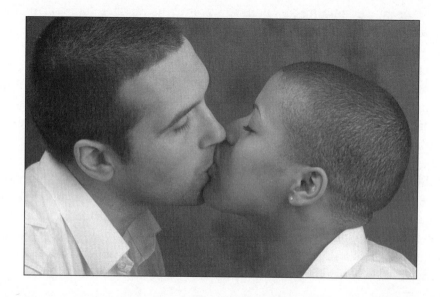

za a Lauren Bacall en el cine, ahora las actrices y sus galanes se besan con lengua en la pantalla para mostrar la misma fuerza emotiva.

Si tú empezaste a besar en algún momento de tu vida con un estilo, y han pasado los años, es probable que sigas besando igual. Aquí te damos una lista de formas de besar. Reconoce la tuya y descubre las otras. Esta noche usa la que quieras... menos la de siempre. A ver qué pasa.

a. *El beso Bogart.* Es el simple beso donde los labios apretados hacen contacto. La boca se mantiene cerrada. El beso es largo y fuerte.

b. *El beso de Eva.* La mujer introduce la lengua dentro de la boca del hombre. De hecho, es un símil de la penetración al revés. El hombre recibe en su interior y se deja acariciar por dentro por ella sin responder fuera de su boca. Una variante es que la mujer masturbe al hombre mientras lo besa.

c. *El beso de Adán.* El hombre introduce su lengua en la boca de la mujer. Ella sólo recibe. Esta técnica se potencia, como hemos dicho anteriormente, cuando al mismo tiempo hay penetración vaginal o anal con los dedos, el pene o un vibrador.

d. *El beso ventosa.* Cualquiera de los dos succiona el labio superior o el inferior de la pareja y lo chupa. El otro se deja hacer.

e. *El beso del 69.* Uno de los dos está acostado y el otro se pone detrás en cuclillas y se agacha para besar los labios de la pareja de manera que estén uno encima de otro, como en la pose del 69 pero sólo las caras. Al estar los sentidos invertidos, el cuerpo interpreta las sensaciones como nuevas.

f. *El beso del invitado.* Mientras la pareja se besa con la boca abierta y usando las lenguas mutuamente, uno de los dos introduce un dedo en la boca del otro. Esta «invasión» de la boca por algo móvil y duro que interrumpe el tacto de las lenguas es un afrodisíaco potente.

g. *El beso de las víboras que bailan.* Un beso amplio, húmedo, con las bocas abiertas, cuyos labios apenas se tocan mientras las lenguas bailan juntas.

h. *El beso en escalera.* El hombre besa la parte yang de los labios de la mujer (los labios de arriba) y ella la parte yin de él (los labios de abajo).

i. *El beso del intruso.* La mujer cierra la boca con un poco de tensión y el hombre con su lengua intenta separarla y penetrarla. Ella, con la fuerza de sus labios, controlará el juego.

j. *El beso del guerrero.* El hombre se hace el dormido y deja la boca suelta y relajada. Ella, sólo acariciándole la boca, los labios, el mentón, la lengua y las comisuras con la punta de su lengua, intentará despertarlo. No se puede usar nada más que la lengua. Si pasados unos minutos el hombre no se «despierta», es preciso que la mujer vuelva a intentarlo usando los pezones en vez de la lengua.

k. *El beso del aventurero.* La pareja comienza a besarse intentando atrapar, con un ligero mordisco, los labios del contrario. El que lo logre podrá manipular con las manos los genitales del otro sin que éste se atreva a moverse.

l. *El beso «te quiero».* Ha terminado el acto sexual y la pareja dedica unos instantes a besarse con ternura y agradecimiento. Quizás éste sea el beso más importante de todos.

m. *El beso secreto.* El labio superior de la mujer es una de las zonas más erógenas de su cuerpo. En este beso el hombre se dedica a estimular el labio superior.

¿Comida y sexo?

Otros detalles que quizás nunca habéis hecho o que sabe Dios cuándo fue la ultima vez que los hicisteis es jugar con comida poniéndola en sitios estratégicos (los que quieras).

Nosotros recomendamos la crema de chocolate, la crema de nata, el yogurt, las fresas con o sin crema, las uvas, el cava, el vino frío y cualquier alimento que a vosotros os guste, ya sea la miel, la leche o las aceitunas.

ALGUNOS ALIMENTOS AFRODISÍACOS CON LOS QUE SE PUEDE JUGAR	
• aguacate	• mejillones
• almendras	• miel
• apio	• ostras
• caviar	• pimientos
• champiñones	• piñones
• chocolate	• plátanos
• ginseng	• salmón crudo
• higos	• sésamo
• leche de cabra	• trufas

Juguetes

No siempre es necesario entrar a un sex-shop a comprar vibradores y látigos, aunque siempre van bien. También es posible aumentar nuestro placer de manera más sutil. Además, hay que tener en cuenta que hay personas, principalmente las mujeres, que pueden resentirse del uso de artilugios, ya sea por cuestiones de educación o simplemente porque puedan creer que ellas solas no bastan para complacer al marido. De la misma manera, si la mujer aparece en casa con un vibrador negro de 20 cm el hombre podría, en algunos casos, pensar que él no es suficiente para su mujer.

Obviamente, las cosas no son así. La manera más fácil de introducir un elemento como un vibrador en la habitación es demostrar que es para los dos. Así pues, el vibrador puede tener nombre (¿el mejor amigo de él?, ¿un ex novio de ella?) y la pareja puede realizar la fantasía de estar en la cama formando un trío. Ella puede obtener doble penetración, él puede disfrutar de las vibraciones sobre sus genitales, se pueden enseñar mutuamente cómo hacer y recibir el sexo oral del que hablábamos e incluso él puede aprender a disfrutar de la penetración anal sin riesgo de que su «masculinidad» se vea afectada.

Pero, como decíamos, además de los artilugios que se compran especialmente para estos menesteres, en todos los hogares hay objetos cotidianos muy aptos para el juego erótico.

Os sugerimos un juego en el que cada semana uno de los dos aporta a la habitación un utensilio de la casa para jugar. Aunque no os vamos a decir para qué sirve cada cosa, ya debéis descubrirlo vosotros, aquí tenéis una lista de cositas para empezar.

ALGUNOS OBJETOS COTIDIANOS CON LOS QUE JUGAR

- un espejo de mano
- una cámara Polaroid
- una cámara digital
- una cámara de vídeo
- una vela
- una cinta de seda
- un pañuelo
- espuma de afeitar
- un plumero

- un par de pinzas de madera de la ropa
- un cubito de hielo
- un banquito de madera
- una flor
- una corbata
- un pepino
- una cuchara plana de madera
- un cepillo del pelo

Por último, con pareja o sin pareja, el 97 % de los hombres y el 82 % de las mujeres se masturban alguna vez. En términos generales, la masturbación es una válvula de escape muy necesaria de la cual además se puede aprender mucho sobre nuestros gustos.

En casos de enfermedad, menstruación, embarazo, cirugía, edad avanzada, etc., puede ser la única manera de dar y recibir amor.

La masturbación mutua sirve para iniciar el acto sexual o como sustituto. La pareja puede recurrir a diversas formas, como las siguientes.

a. Masturbar el uno al otro.

b. Los dos, uno frente al otro.

c. Después de hacerle un «show» al otro.

d. Uno masturba al otro mientras le cuenta una fantasía al oído o mientras ven una película erótica.

Sea como fuere, a veces masturbarse de alguna de estas maneras es una manera nueva de animar a la pareja. Cuando hacer el amor puede sentirse como algo un poco aburrido, nos queda el camino por donde todos empezamos alguna vez: la masturbación.

Si queremos, y si nuestro corazón está en ello, la vida en pareja puede ser infinita y renovarse en cada beso y en cada caricia.

Que el placer de amar os acompañe.

Sugerencias

Si todavía estáis dándole vueltas a los posibles usos de los objetos de la lista, aquí van unas cuantas ideas para ayudaros.

- *Un espejo de mano.* Conviene ponerlo estratégicamente para ver lo que pasa cuando hacéis el amor.
- *Una cámara Polaroid.* Si uno sale de viaje, puede llevarse una foto erótica de su pareja.
- *Una cámara digital.* Enviaros fotos eróticas por sorpresa por correo electrónico. Usad nombres ficticios, como si tuvierais una aventura por internet.
- *Una cámara de vídeo.* Rodad vuestra propia película erótica.
- *Una vela.* Aplicaos gotitas de cera caliente sobre la piel.
- *Una cinta de seda.* El hombre se lo puede atar a la base del pene para aumentar de tamaño y desacelerar el orgasmo.
- *Un pañuelo.* Con él se pueden vendar los ojos o atar los pies de ella juntos para impedir que abra las piernas mientras se introduce un dedo entre los muslos y se le acaricia el clítoris.
- *Espuma de afeitar.* Para acariciarse en la ducha, con el cuerpo totalmente cubierto.
- *Un plumero.* Pásaselo a tu pareja por la nuca, espalda y nalgas... y también ahí. Debe estar nuevo y limpio.
- *Un par de pinzas de madera de la ropa.* Ponles una goma apretada en un extremo para que no se puedan cerrar con toda la fuerza y ponlos en los labios mayores. Al masturbarla las pinzas se moverán y estirarán los labios. También se pueden poner en los pezones.

- *Un cubito de hielo.* Si está hecho de una bebida que os guste, os lo podéis pasar de boca en boca. Si gotea, deja que las gotitas resbalen entre las nalgas...
- *Un banquito de madera.* Siéntate y contempla el «striptease» que te hará tu pareja o súbela a ella para estar a la misma altura y hacer el amor de pie.
- *Una flor.* Azótale los genitales, juega con los pétalos detrás de la oreja o, con los ojos vendados, deja que la huela mientras le haces el amor.
- *Una corbata.* Sirve para pasarla entre las piernas muy lentamente, para atarle las manos, para que ella se la ponga con una camisa y una americana y hable con el dragón de fuego.
- *Un pepino.* Cortado en rebanadas frescas, es muy estimulante cuando lo deslizas en la superficie de la piel. Entero y entre las piernas, hace otras cosas...
- *Una bombilla roja.* Ilumina tu habitación con una bombilla roja, dale ese aire de burdel pecaminoso.
- *Una cuchara plana de madera.* Idónea para dar nalgaditas.
- *Un cepillo del pelo.* También se pueden «estimular» muchos sitios del cuerpo usándolo para dar golpecitos o «rascar».

Anexo:
los meridianos

Ya que traducir una imagen bidimensional, ya sea una fotografía o un dibujo, a una realidad tridimensional, como es el cuerpo humano, implica una gran desorientación, cosa que sabe perfectamente bien cualquier estudiante de acupuntura, hemos decidido ofreceros aquí unos dibujos que os facilitarán la visualización del recorrido de los meridianos de acupuntura.

Hemos marcado algunos puntos claves que aparecen en el texto de manera que de un solo vistazo se pueda entender el recorrido del meridiano, el lugar que ese punto ocupa en ese trayecto y también la anatomía interna de referencia, como puede ser el fémur, las costillas o la tibia.

Por ejemplo, el 17DM, 19DM y 20DM son puntos difíciles de apreciar en una fotografía (porque están en el cráneo), pero quizás más fáciles de entender y localizar con la ayuda de un dibujo. Otro ejemplo son los puntos 31V, 32V, 33V y 34V, localizados en el sacro, o el 5B, junto al maléolo interno. Así pues, creemos que la suma de información de la fotografía y del dibujo permitirán al lector una mayor comprensión tridimensional de la localización del punto, cosa en extremo importante para el correcto equilibrio energético del cuerpo que se está tratando con la técnica de la digitopuntura.

MERIDIANO DE BAZO

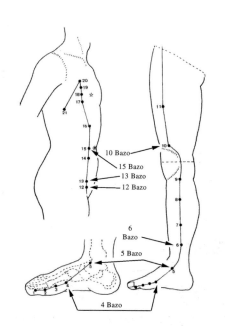

10 Bazo

15 Bazo

13 Bazo

12 Bazo

6
Bazo

5 Bazo

4 Bazo

MERIDIANO DE CORAZÓN

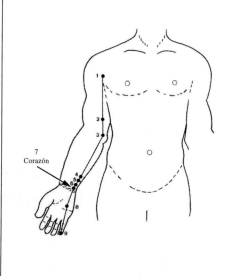

7
Corazón

MERIDIANO DE DU MAI

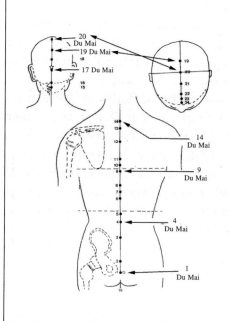

20
Du Mai

19 Du Mai

17 Du Mai

14
Du Mai

9
Du Mai

4
Du Mai

1
Du Mai

MERIDIANO DE ESTÓMAGO

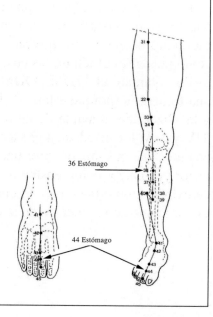

36 Estómago

44 Estómago

MERIDIANO DE ESTÓMAGO

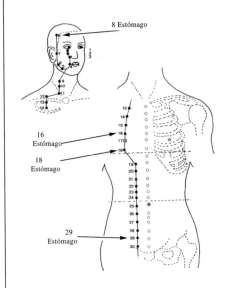

MERIDIANO DE HÍGADO

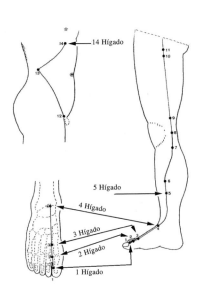

MERIDIANO DE INTESTINO DELGADO

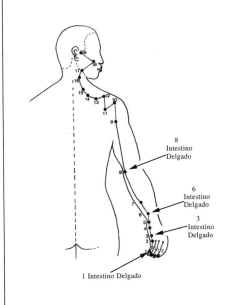

MERIDIANO DE INTESTINO GRUESO

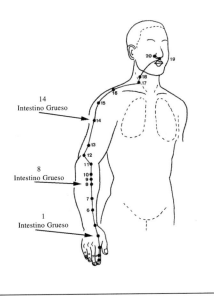

MERIDIANO DE PERICARDIO

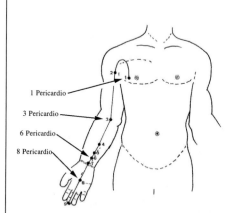

1 Pericardio

3 Pericardio

6 Pericardio

8 Pericardio

MERIDIANO DE PULMÓN

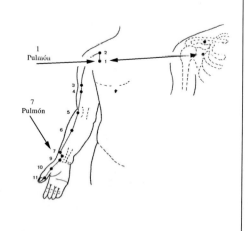

1
Pulmón

7
Pulmón

MERIDIANO DE REN MAI

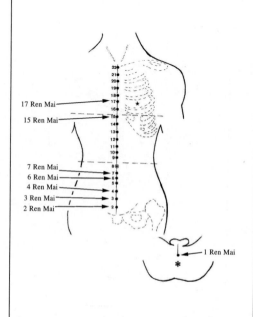

17 Ren Mai

15 Ren Mai

7 Ren Mai
6 Ren Mai
4 Ren Mai
3 Ren Mai
2 Ren Mai

1 Ren Mai

MERIDIANO DE RIÑÓN

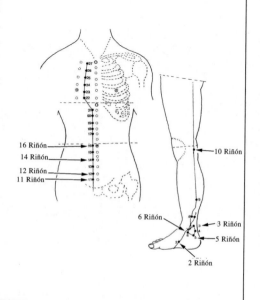

16 Riñón

14 Riñón

12 Riñón
11 Riñón

10 Riñón

6 Riñón

3 Riñón

5 Riñón

2 Riñón

MERIDIANO DE SAN JIAO

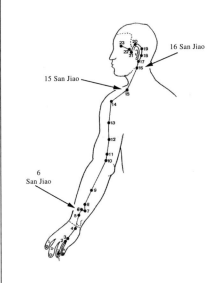

16 San Jiao

15 San Jiao

6
San Jiao

MERIDIANO DE VEJIGA

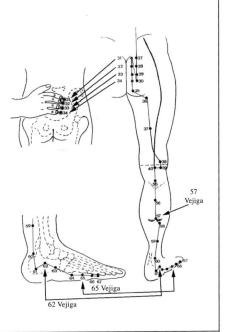

57
Vejiga

65 Vejiga

62 Vejiga

MERIDIANO DE VEJIGA

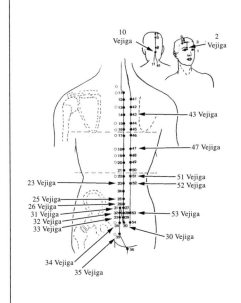

10
Vejiga

2
Vejiga

43 Vejiga

47 Vejiga

51 Vejiga
52 Vejiga

23 Vejiga

25 Vejiga
26 Vejiga
31 Vejiga
32 Vejiga
33 Vejiga

53 Vejiga

30 Vejiga

34 Vejiga

35 Vejiga

MERIDIANO DE VESÍCULA BILIAR

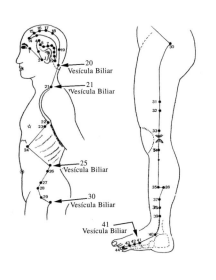

20
Vesícula Biliar

21
Vesícula Biliar

25
Vesícula Biliar

30
Vesícula Biliar

41
Vesícula Biliar

Bibliografía

Cervera, Cala H., *La candidiasis crónica*, Robinbook, 2003.

Cervera, Cala H., *Nutrición ortomolecular*, Robinbook, 2003.

Connelly, Dianne M., *The law of the five elements*, The Centre for Tradicional Acupunture, 1979.

Chang, Stephen T., *The complete book of Acupunture*, Celestial Arts, 1976.

Elsevier Science (ed.), *Diccionario Mosby de Ciencias de la Salud*, 2001.

Fox, Stuart Ira, *Fisiología Humana*, McGraw Hill, 2003.

Haas, Elson M., *La salud y las estaciones*, Vida Natural, 2003.

Hall, Gutton, *Fisiología Médica*, McGraw Hill, 2002.

Jiasan, Yang, *Localización manual de los puntos de acupuntura*, Miraguano Ediciones, 2002.

Kaptchuk, Ted J., *Una trama sin tejedor*, La Liebre de Marzo, 2001.

Lao Tse. *Tao Te Ching*, RBA Ediciones, 1998.

Lenguas Extranjeras de Beijing (ed.), *101 Enfermedades tratadas con acupuntura y moxibustión*, 2003.

Liard, Latarjet-Ruiz, *Anatomía humana*, Editorial Médica Panamericana, 1997.

Lidell, Lucy, *The sensual body*, Unwin Paperbacks, 1987.

Low, Royston, *Atlas de acupuntura*, Editorial Sirio, 1990.

Maciocia, Giovanni, *Diagnosis in chinese medicine*, Churchill Livingstone, 2004.

Maciocia, Giovanni, *Los fundamentos de la medicina china*, Aneid Press, 2001.

Maciocia, Giovanni, *Obstetric and gynecology in chinese medicine*, Churchill Livingstone, 1998.

Mann, Felix, *The ancient Chinese art of healing*, Vintage Books, 1973.

Mantak Chia, *Reflexología Sexual*, Neo Person, 2003.

Mantak Chia, *Secretos taoístas del amor*, Equipo difusor del libro, 2002.

Marié, Eric, *Compendio de medicina china*, Editorial Edaf, 2002.

Padilla Corral, José Luis, *La acupuntura en la senda de la salud*, Miraguano Ediciones, 2001.

Porkert, Manfred, *The Theoretical Foundations of Chinese Medicine*, MIT Press, 1980.

Précis, *Dácupunture chinoise*, Edicions en Langues Etrangeres Pekin, 1977.

Reed Gach, Michael, *Acupressure*, Piatkus 1990.

Reed Gach, Michael, *Digitopuntura para amantes*, Ediciones Martínez Roca, 1997.

Reid, Daniel, *El Tao de la salud, el sexo y la larga vida*, Ediciones Urano, 1989.

Requena, Yves, *Guía práctica de las moxas chinas*, Mandala Ediciones, 2002.

Requena, Yves, *Medicina China. Guía para tu bienestar*, Robinbook, 2001.

Sohn, Tina y R. Sohn, *Terapia Amma*, Plus Vitae, 2002.

Strauss, Nathan B., *Shiatsu para amantes*, Grupo Editorial Tomo, 2001.

Van Nghi, Nguyen, *Patogenia y patología*, Editorial Cabal, 1981.

Volf, Nadia, *Manual básico de digitopuntura*, Paidotribo, 1998.

Wa Chou-Tse, *La acupuntura y el amor*, Editorial Cabal, 1980.

Woollerton, Henry, *Acupunture Energy in health and disease*, Thorsons Publishers, 1979.

Índice

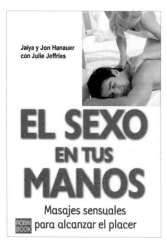

EL SEXO EN TUS MANOS
Jaiya & Jon Hanauer, con Julie Jeffries

Una guía práctica, amena e ilustrada para mejorar el placer sexual mediante las manos.

Los expertos en sexo Jaiya y Jon Hanauer nos trasladan sus conocimientos e ingenio mediante un estilo directo y cercano a través de este guía completa de maniobras, las cuales nos mostrarán una dimensión de excitación en las relaciones sexuales totalmente nueva. Desde las caricias preliminares hasta el clímax, Jaiya y Jon nos prometen que las manos pueden hacer maravillas si aprendemos a utilizarlas.

El sexo en tus manos presenta instrucciones detalladas para realizar más de cien técnicas que excitarán a su pareja y la dejarán satisfecha, ya sea sólo con sus manos o a la combinación de éstas con otras actividades sexuales. Todas las instrucciones son claras, precisas, y algunas están acompañadas de ilustraciones para poderlas llevar a la práctica de una forma fácil y natural.

¡TÓCAME AQUÍ!
Yvonne K. Fulbright

La guía más completa sobre las zonas erógenas del cuerpo humano.

La presente guía, práctica y amena, proporciona a los lectores una visión muy completa y a la vez divertida y erótica de las zonas erógenas del cuerpo humano. El libro muestra en profundidad nuestra naturaleza sexual, mucho más allá del «qué hay aquí» y «cómo estimularlo», integrando prácticas de las más diversas disciplinas, como el tantra, el yoga, la reflexología y la digitopuntura. Un viaje por las distintas regiones del cuerpo humano para descubrir paraísos personales y experiencias sexuales maravillosas.
En este libro encontrarás información acerca de:
•Centros de energía tántricos.
• Mitos y concepciones erróneas acerca del clítoris.
• Puntos de digitopuntura.
• Reglas para la estimulación del punto G.
• Posturas de yoga para la estimulación de la vulva.
• El punto G del hombre: un géiser en potencia.
• Posturas de yoga para la estimulación total del cuerpo.

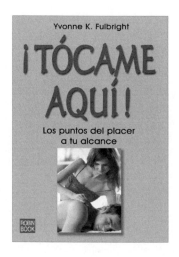

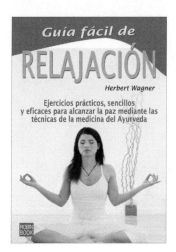

GUÍA FÁCIL DE RELAJACIÓN
Herbert Wagner

Un sistema basado en dieciocho formas de contracción y relajación muscular que proporciona una nueva visión de la relación ente el cuerpo y el espíritu.

• Los principios fundamentales de la relajación ayurvédica.
• La ejercitación de diversos músculos en series combinadas de ejercicios.
• El cuidado de las articulaciones de codos y rodillas.
• La toma de conciencia del sentido del equilibrio.
• Los ejercicios que se pueden realizar en pareja.
• Programa antiestrés para llevar a cabo en cualquier momento del día.

GUÍA FÁCIL DE MASAJE
Denise Whichello Brown

Todas las técnicas y secretos del masaje, uno de los más antiguos y eficaces métodos curativos.

• Dominar las técnicas básicas del *effleurage* y el *petrissage*.
• Los aceites esenciales combinados con los masajes.
• Sus beneficios durante el embarazo y el parto.
• El masaje para los bebés y su influencia en el desarrollo equilibrado y armónico.
• Algunas técnicas específicas para aliviar dolores de espalda, abdominales y de las extremidades.

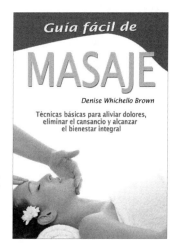

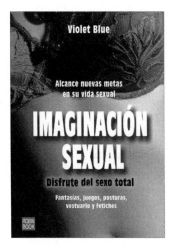

IMAGINACIÓN SEXUAL
Violet Blue

Haga de la imaginación su juguete sexual preferido.
Una completa guía para todo el mundo: mujeres y hombres, solteros y parejas.

La experiencia puede ser una fuente inagotable de inspiración erótica. Pero sin duda, la imaginación hace que nuestra vida sexual sea más divertida e imaginativa. Todas las fantasías que recoge este libro pueden incorporarse de forma realista en casa, en un coche, debajo del escritorio, en un restaurante...

• Aprenda a elegir su propia aventura.
• Escenifique escenas sexuales atrevidas sin sentirse culpable.
• Intercambio de parejas y fiestas sexuales.
• Sugerencias sobre vestuario, accesorios y juguetes sexuales, y listado de establecimientos donde encontrarlos.
• Cómo montar un trío sin sentir celos.
• Cómo descubrir satisfactoriamente el sadomasoquismo.
• Bailes eróticos y lenguaje sucio.
• Nuevas y excitantes historias de la famosa autora de literatura erótica Alison Tyler.

FANTASÍAS SEXUALES
A. Hooper y P. Hodson

Esta susurrante y caliente guía contiene más de 500 explosivos consejos para garantizar una vida sexual plena y eléctrica para él y para ella.

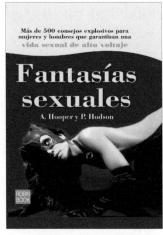

Contra los peligros de la rutina que amenaza la salud de nuestra sexualidad, este libro propone cientos de consejos, trucos y fantasías para conocer y acceder mejor a nuestros deseos, disfrutar más con nuestros juegos sexuales y estimularnos en muchos sentidos. Además, los autores desmitifican tabúes ayudándonos a superar bloqueos psicológicos que influyen no sólo en la práctica del sexo, sino también en la aproximación sexual y el flirteo.

• Cómo provocar en uno mismo y en la pareja un orgasmo mental.
• Juguetes sexuales, recursos porno y dónde conseguirlos: el pene Venus, el mini-colibrí, el anillo de estimulación triple, los vibradores, las cuentas tailandesas o bolas chinas.
• Cómo usar los dulces o los helados para abrir nuevas sensaciones en el sexo oral.
• Masajes y juegos de caricias para el clítoris, el glande, los pechos y otras zonas erógenas.
• Cómo usar internet, los chats y los foros para ir un poco más allá.

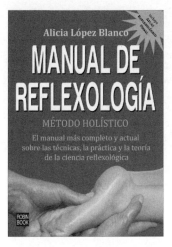

MANUAL DE REFLEXOLOGÍA
Alicia López Blanco

Un completísimo manual ilustrado teórico y práctico sobre la reflexología y su poder curativo desde la perspectiva de la medicina holística.

En este libro, Alicia López Blanco nos transmite su método completo de enseñanza de esta terapia. Bajo un sólido marco teórico, esta obra expone una exhaustiva y detallada descripción práctica de las formas de aplicación de las técnicas manuales, verbales y diagnósticas.

En cuanto propone cómo desarrollar sesiones generales y específicas para tratar problemas puntuales, así como precisas indicaciones para realizar la lectura de los pies y una interpretación holística de los síntomas corporales que facilite la decodificación de los mensajes que emite el cuerpo a través de los desequilibrios.

- La filosofía del holismo y su desarrollo en la reflexología podal.
- Aproximación reflexológica a la anatomía humana.
- Interpretación holística de los distintos desórdenes y trastornos.
- Aplicación de las técnicas manuales, verbales y diagnósticas para la curación.
- Orientación para la realización de programas reflexológicos aplicados a problemas de salud concretos: sesiones generales y sesiones específicas.
- Cómo leer e interpretar el mensaje de los pies.

GUÍA PRÁCTICA DE MEDICINA CHINA
Yver Réquéna y Marie Borrel

Un programa completopara conservar la armoía interior, la forma física y la serenidad frente a la vida.

Este libro presenta con gran claridad las nociones, a menudo imprecisas, de la energía, el Yin y el Yang y, sobretodo, los cinco elementos de la medicina y la psicología chinas. Además, nos propone descubrir, gracias a un sencillo test de 40 preguntas y es estufio de la mano, a qué elemento estamos más íntimamente vinculados. Por último, ofrece medios naturales y eficaces para armonizarnos con los elementos,: acupuntura, masajes, alimentación, fitoterapia, aceites esenciales, elixires florales, ejercicios, respiraciones y visualizaciones de Qi Gong.

- Cómo aplicar los principios de la filosofía médica china para alcanzar una armonía plena.
- Aprenda a hacer uso de las herramientas terapéuticas en función de su elemento natural.